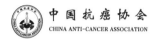

中国抗癌协会
CHINA ANTI-CANCER ASSOCIATION

安宁疗护

中国肿瘤整合诊治技术指南（CACA）

CACA TECHNICAL GUIDELINES FOR HOLISTIC INTEGRATIVE MANAGEMENT OF CANCER

2023

丛书主编：樊代明

主　　编：肖亚洲　谌永毅

天津出版传媒集团

天津科学技术出版社

图书在版编目(CIP)数据

安宁疗护 / 肖亚洲, 谌永毅主编. –– 天津 : 天津
科学技术出版社, 2023.8
("中国肿瘤整合诊治技术指南(CACA)"丛书 /
樊代明主编)
ISBN 978-7-5742-0881-0

Ⅰ.①安… Ⅱ.①肖… ②谌… Ⅲ.①临终关怀学
Ⅳ.①R48

中国国家版本馆 CIP 数据核字(2023)第 036427 号

安宁疗护
ANNING LIAOHU
策划编辑：方　艳
责任编辑：张建锋
责任印制：兰　毅

出　　版：天津出版传媒集团
　　　　　天津科学技术出版社
地　　址：天津市西康路 35 号
邮　　编：300051
电　　话：(022)23332390
网　　址：www.tjkjcbs.com.cn
发　　行：新华书店经销
印　　刷：天津中图印刷科技有限公司

开本 787×1092　1/32　印张 7.625　字数 117 000
2023 年 8 月第 1 版第 1 次印刷
定价：88.00 元

编委会

丛书主编

樊代明

名誉主编

吴欣娟　顾　晋　赵　平　刘端祺

主　编

肖亚洲　谌永毅

副主编（以姓氏拼音为序）

成文武　程明明　郭艳汝　何瑞仙　李惠玲　路桂军
潘战宇　吴婉英　徐晓霞　许湘华　杨金凤　余慧青
袁　玲　周　宁　朱丽辉

编　委（以姓氏拼音为序）

陈　璐　陈　峥　陈慧平　陈梦婷　陈偶英　陈秋弟
陈唐庚　程丽楠　迟　婷　崔文瑶　崔亚萌　戴佳文
戴云云　邓仁丽　丁金锋　董　雪　付　佳　傅晓炜
高启龙　郭俊晨　郭苗苗　郭巧红　郭颖英　韩　丽
韩永红　郝晓翠　和　芳　洪金花　胡　进　胡成文
胡德英　胡志萍　黄　喆　黄春丽　黄珊珊　纪光伟
贾伞伞　姜战胜　雷　奕　冷菲菲　李　方　李　辉
李　丽　李　玲　李　校　李凤侠　李家军　李金花

李旭英　李英兰　李永红　李志刚　梁冠冕　廖红伍
林　菁　林君忆　刘　芳　刘　晓　刘　琰　刘　艳
刘　燕　刘爱兰　刘冰新　刘高明　刘华云　刘俊宁
刘翔宇　刘小红　刘永刚　刘志静　刘智利　龙庭凤
楼　妍　卢　义　陆宇晗　陆箴琦　罗　蕾　罗明琴
罗念平　骆惠玉　马　岭　孟卫芬　孟英涛　庞永慧
强万敏　秦　苑　任群峰　任晓娟　沙慧子　尚美美
申　帅　沈　华　沈波涌　沈小英　师颖瑞　施　敏
石红英　史宝欣　史恩红　唐淑美　田迎霞　万永慧
王　琮　王　健　王　娟　王　琳　王　楠　王　鹏
王　伟　王　霞　王　英　王丹若　王　格　王惠芬
王丽娟　王凌云　王蒙蒙　王伟仙　王晓松　王玉梅
王越晖　文坤明　吴　冰　吴卫红　吴晓东　伍艳春
武丽桂　夏莉娟　相久大　项伟岚　肖　嫔　辛明珠
徐继鸿　薛　莲　闫　荣　闫祝辰　阎　红　杨　鸿
杨　敏　叶　沙　应文娟　游俊浩　于　从　余运西
袁　彬　袁振刚　袁志军　岳　鹏　张　静　张　曦
张　宇　张丽皎　张柳柳　张明徽　张飒飒　张永昌
张玉莲　张照莉　赵　辉　赵文英　赵玉琳　赵媛媛
郑儒君　周　智　周海龙　周玉琛　周玉洁　周志国
朱利明　朱明兰　朱妹芹　朱小妹

目录 Contents

第一章

总论

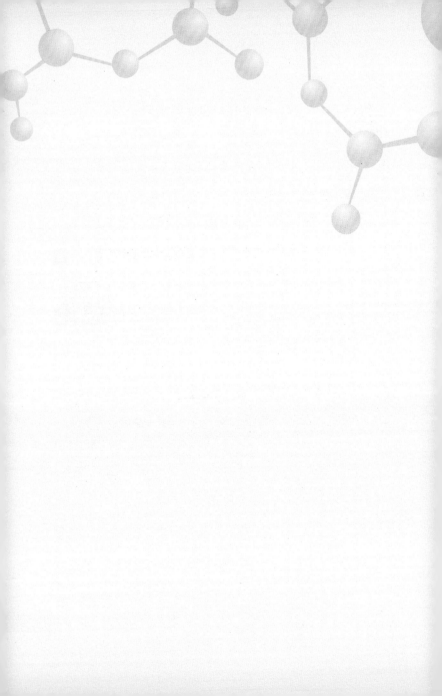

一、背景

终末期肿瘤患者承受着多维度、多方面痛苦。安宁疗护是以临终患者和家属为中心，以多学科协作模式进行的实践，主要内容包括疼痛及其他症状控制，舒适照护，心理、精神及社会支持等。本指南将"评-扶-控-护-生（ASCPS）"核心理念贯穿始终。①评（Assessment）：即"评估"，任何技术在使用前须对患者进行整体、综合的评估。②扶（Support）：即扶正固本，支持治疗。③控（Control）：整体治疗的目标在于控制终末期肿瘤患者症状。④护（Protection）：重视对重要器官的保护。⑤生（Survival）：以追求生活质量与死亡质量的双提升为最终目标。本指南从整合医学的角度进行框架与内容编写，对终末期肿瘤患者安宁疗护多学科照顾技术进行全方位指引，提供科学、合理的系统化照护方案。

二、证据

（一）安宁疗护发展

我国高度重视安宁疗护事业发展，将其作为提高终末期患者生活质量、积极应对人口老龄化的重要途径。从1994年出台《医疗机构基本标准（试行）》至今，在相关诊疗科目设置、健康权益保障等方面不断扩大服务供给、提升服务能力。2016年4月，在全国"推进安宁疗护发展"专题调研的基础上，全国政协第49次双周协商会明确安宁疗护的功能定位与内涵。同年《"健康中国2030"规划纲要》将癌症防治列入15个专项行动之一，提出加强安宁疗护等接续性医疗机构的建设，推进安宁疗护试点工作，提升管理服务水平，加强安宁疗护专业人才培养与学科建设，建设国家级融合创新平台，这是安宁疗护首次进入国家健康规划纲要。

2017年2月，原国家卫生和计划生育委员会出台《安宁疗护实践指南（试行）》和《安宁疗护中心基本标准及管理规范（试行）》，明确了安宁疗护中心的定义、床位、科室设置、建筑要求、设备配置与相关管理规范，对临终患者疼痛及其他症状的治疗、护理、舒适照护、心理支持和人文关怀等给出了指导性建议。2017年至2019年，在全国范围内分两批启动了安宁疗护试点工作，在开展试点调查、建设服务体系、明确服务内容、建立工作机制、探索制度保障、加强队伍建设、制定标准规范、加强宣传教育等方面协调推进，试点市（区）安宁疗护服务体系初步建立，服务机构、床位、人员数量持续增长。随后，以国家级安宁疗护试点为主要形式的安宁疗护服务体系快速发展，安宁疗护政策文件不断涌现，区域安宁疗护服务体系逐步建立和完善。2020年6月起施行的《中华人民共和国基本医疗卫生与健康促进法》，安宁疗护被写入第三十六条。

（二）终末期肿瘤患者现状

1.多种症状并存

终末期肿瘤患者疼痛、水肿、发热、疲乏、衰弱、恶心/呕吐、恶病质、腹胀/肠梗阻、腹水、吞咽困难、呼吸困难、咳嗽咳痰、睡眠障碍、谵妄、癌性伤口、压疮等多种症状并存，涉及呼吸、循环、消化、神经、泌尿等各个系统，持续时间长且程度较重，影响终末期肿瘤患者躯体功能、心理状态与生活质量。

2.负性情绪伴随

终末期肿瘤患者对死亡的恐惧、对与亲人分离的担忧、对美好事物逝去的不舍，容易出现情绪低落、悲观、自我效能感下降、自我评价降低等，引发恐惧、焦虑、抑郁等负性情绪。此外，日渐加重的疼痛、呼吸困难带来的窒息感等不适症状叠加，可能加重睡眠障碍，导致心理痛苦更甚。

3.社会角色改变

终末期肿瘤患者由于身体机能逐渐衰弱、活动范围缩小、人际交往受限、社会活动与社会交往减少，出现社会角色与社会功能的改变，影响其与社会支持资源的链接和社会支持利用度，产生孤独感与社会隔离感。

4.承受精神痛苦

终末期肿瘤患者出现视力和听力减退、活动耐力与自理能力下降，自我认同感、自我价值感、自我尊严感下降。在患者离世后，有的家属无法相信或接受丧亲的事实，出现哀伤反应，产生认知、情感、行为与生理变化，均增加了患者和家属的精神痛苦。

（三）安宁疗护原则

1.人道主义原则

安宁疗护遵循减轻终末期患者痛苦、尊重患者权利和人格、维护患者的利益和幸福为中心的人道主义原则，其观察和处理问题的基本准则为关怀人、尊重人、以人为中心。致力于做好与患者及其家属的沟通，建立融洽关系并制定照护计划，维护其知情同意的权利。注重敬畏并尊重生命，善待所有终末期肿瘤患者，尊重其生命愿望，帮助实现生命价值，提高生活质量。

2.照护为主原则

终末期患者的常规抗肿瘤治疗已逐渐失去效果，继续原先的治疗计划，身体非但无法承受，反而会增加痛苦。安宁疗护把死亡当作生命正常过程，对抗肿瘤治疗无效的终末期患者不再给予无意义的检查和治疗，而是使用适宜的技术和方法提供积极的整体关怀来缓解痛苦，做好症状管理和舒适照护，使之处于安静祥和状态，舒适、平和、有尊严、无痛苦地离世。

3.多学科整合原则

遵循多学科（multiple disciplinary team，MDT）to整合医学（holistic integrative medicine，HIM）原则，组建MDT的整体HIM照护团队，制定个体化方案、为终末期肿瘤患者及家属提供全人、全身、全程、全息的全面、系统、连续、可及的整合照护服务。全人是指通过症状控制、舒适照护、心理支持、社会支持、精神抚慰等多种措施来减轻患者痛苦和提高生活质量。全身是指关注终末期肿瘤患者全身各系统与微环境的平衡，尽可能提供支持治疗，增进舒适。全程是指多方联动，涵盖终末期肿瘤患者的各个阶段及逝后家属哀伤辅导。全息是指积极寻求、连接、协调和利用各种社会资源，动员全社会力量共同参与对终末期肿瘤患者的照顾，使其得到多方面照护服务。

三、推荐意见

（1）终末期肿瘤患者安宁疗护遵循人道主义原则，遵循生命规律，维护生命尊严，提高生活质量。

（2）终末期肿瘤患者安宁疗护遵循照护为主的原则，使用适宜技术和方法提供整体的关怀照护来缓解痛苦。

（3）终末期肿瘤患者安宁疗护遵循 MDT to HIM 原则，多学科团队为终末期肿瘤患者及家属提供全人、全身、全程、全息的全面、系统、连续、可及的整合照护服务。

第二章

安宁疗护筛查

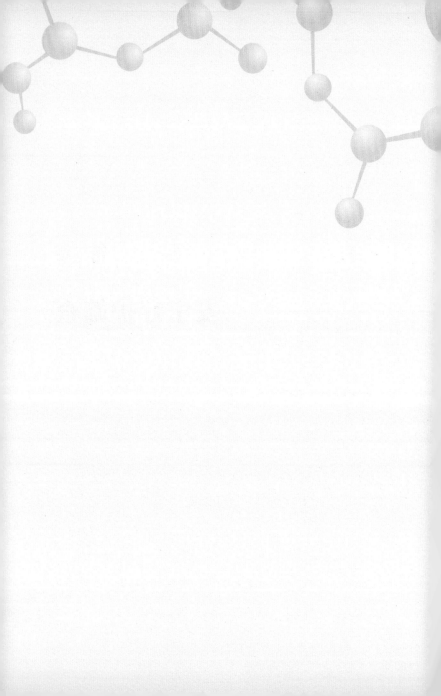

一、安宁疗护对象

（一）背景

终末期肿瘤患者常面临严重的身心痛苦，其照护目标为控制症状、减轻痛苦，提高患者及家属的生活质量，因此及时筛查出需要接受安宁疗护的终末期肿瘤患者，有助于为其提供针对性全方位的安宁疗护照护。

（二）证据

1.评估

应由两名接受过安宁疗护培训的医护人员进行筛查。所有终末期肿瘤患者需在初次就诊时及住院时进行筛查，随着病情进展，患者及家属的目标、需求、价值观、偏好和期望可能会发生变化，应根据病情变化进行动态筛查。

2.实施

安宁疗护对象筛查主要包括两个方面，判断疾病状态和了解患者及家属意愿，可以借助筛查工具辅助筛查。

（1）判断疾病状态

包含下面情况之一则属于潜在的安宁疗护对象：

①明确诊断的、高死亡率的晚期恶性肿瘤患者。

②身体功能状态差如卡氏功能状态评分（karnofsky performance status，KPS）小于50分、重要器官持续衰竭的肿瘤患者。

③患者出现无法控制的严重症状，如进行性体重减轻（尤其是6个月内大于10%）、呼吸困难、吞咽困难、谵妄等生理症状伴有或不伴有严重的精神和心理症状。

（2）尊重患者及家属意愿

安宁疗护需考虑患者及家属意愿，故需对上述满足条件患者提供安宁疗护宣传和咨询，知情同意后方可进行安宁疗护服务。

（3）筛查工具

筛查工具主要有金标准框架-主动识别指南（gold standard framework - proactive identification guidance，GSF-PIG）和爱丁堡大学发布的支持性和姑息性治疗指标工具（supportive and palliative care indicators tool，SPICT）。其中GSF-PIG工具共有76个条目，测量项目相对较多，指标涵盖的范围广且较为具体，具有普适性，目前已经广泛应用于不同国家及医疗环境中。

（4）记录

及时记录并告知医疗团队其他成员筛查结果。

3.评价

各医疗机构对所有肿瘤科医护人员进行安宁疗护相关知识培训，将安宁疗护对象筛查纳入到肿瘤诊疗流程中，从而尽早筛查出安宁疗护对象。

4.注意事项

住院患者应在入院24h内完成首次筛查。不同肿瘤的临床表现不同，应根据疾病特征进行个性化筛查。

（三）推荐意见

（1）宜尽早对终末期肿瘤患者进行安宁疗护对象筛查。

（2）安宁疗护对象筛查应贯穿于肿瘤诊疗全过程，根据患者实际情况动态筛查。

（3）应根据疾病状态和患者及家属意愿进行安宁疗护对象筛查。

（4）医务人员应及时记录筛查结果并促进团队成员间信息共享。

二、生存期评估

（一）背景

生存期评估是安宁疗护医护工作者必须具备的核心技术。准确而可靠地预测生存期，可为患者制定治疗目标、优化治疗方案、帮助患者及家属临床决策、合理安排后续事宜提供依据。

（二）证据

1.评估

应由两名接受过安宁疗护培训的医护人员对患者进行生存期评估，其中医生是主要评估者。所有安宁疗护对象均需定期进行生存期评估。门诊患者每次就诊时均应进行评估。住院患者在入院时进行常规评估，并在患者住院期间病情发生变化时、需进行医疗决策时及出院时进行动态评估。

2.实施

（1）评估疾病特征

某些癌症类型，如胰腺癌、脑胶质瘤、原发不明的转移性腺癌等一般生存期较短。此外，原发肿瘤位置、是否有远处转移、肿瘤分期等也与生存期相关。

（2）评估体能状态

体能状态是患者身体功能的体现，可作为了解其一般健康状况和对治疗耐受能力的指标，多项研究结果显示体能状态是生存期的重要影响因素。常使用美国东部肿瘤协作组体能状态评分（eastern cooperative oncology group，ECOG）、卡氏功能状态评分（KPS）评估体能状态。ECOG体能状态评分大于等于3或KPS小于50分的患者预后较差，生存期较短。

（3）评估症状体征

1966年Feinstein首次提出临床症状和体征可作为独立预测患者生存期的因素，该学者将癌症患者的症状分为原发性症状（例如肺癌患者会出现咳嗽、咯血等）、全身性症状（例如厌食、体质量下降、疲乏等）和转移性症状（例如肺癌患者发生了纵隔转移会出现吞咽困难、声音嘶哑、上腔静脉综合征等，发生了骨转移会出现骨痛）。研究证实有转移性症状的患者预后更差，而在没有转移性症状的患者中，出现了全身性症状的患者预后更差。

（4）使用评估工具

①姑息功能评分（palliative performance scale，PPS）是在KPS基础上形成的，评价内容包括患者的行走能力、活动和疾病证据、自我护理、摄入量和意识水平5个方面。评定结果分为0～100%共11个等级，等级越高，说明患者功能状态越好，生存期越长。PPS小于等于60%提示预测生存期小于6个月，PPS小于等于40%

提示预测生存期小于3个月。欧洲肿瘤内科学会（european society for medical oncology，ESMO）指南指出，患者死亡前1周可表现为PPS小于等于20%（即卧床、完全依赖、食物摄入量最低至0%）并伴随意识状态下降、液体吞咽困难等症状。

②姑息状态指数（palliative performance index，PPI）评估内容包括体能状态、摄入量（口服和饮水）、水肿、休息时呼吸困难和谵妄5个指标。总分为0~15分，分值越高，预后越差。研究表明，当PPI大于6分时，预测生存期小于3周的灵敏度和特异度分别为80%和85%；当PPI大于4分时，预测生存期小于6周的灵敏度和特异度分别为80%和77%。

③临终患者病情评估表是我国学者毛伯根等于2009年研制的用于预测临终患者生存期的工具，包含摄入、体能生活、年龄、呼吸、神志、血压-收缩压、脉搏、营养状态、脏器状况、体温（腋下）、尿量和水肿，总分为8.5~100分，得分越高，患者预计生存时间越长，当临终患者病情评分小于44分时，预测晚期肿瘤患者生存期小于3周的灵敏度和特异度分别为65.60%和92.52%。

（5）记录与告知

及时记录并告知医疗团队其他成员评估结果，根据患者及家属意愿沟通评估结果。

3.评价

评估结果能为患者及家属后期治疗决策提供参考依据，做出知情选择。

4.注意事项

医务人员仅凭直觉和临床经验做出的主观预测不能准确反映患者生存期，需要根据其病情特征并结合预测工具进行客观评估。在沟通评估结果时应密切关注患者及家属的情绪反应，及时给予心理护理。

（三）推荐意见

（1）生存期评估是一个动态过程，应贯穿患者疾病全程。

（2）应将肿瘤疾病特征，如类型、分期作为生存期评估的重要指标。

（3）应将体能状态、症状、体征作为生存期评估的重要依据。

（4）宜使用临终患者病情评估表、PPS、PPI等评估工具进行生存期评估。

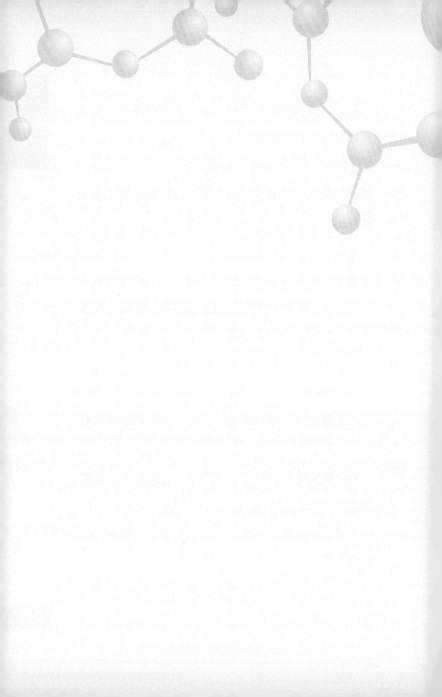

第三章

安宁疗护沟通

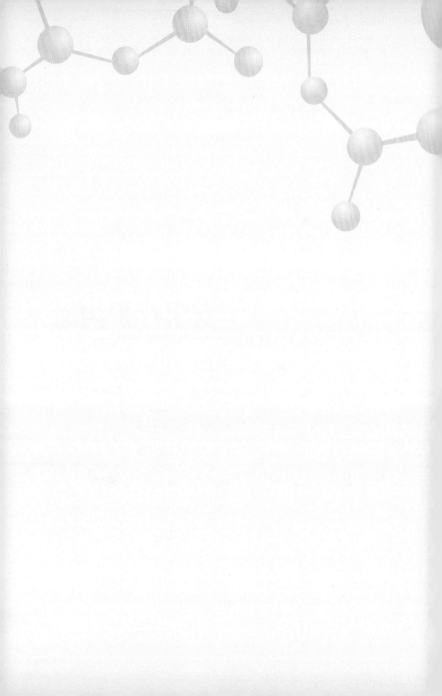

一、病情告知

（一）背景

病情告知是高质量安宁疗护实践的重要组成部分，能够帮助患者及家属做出与他们的偏好和目标一致的医疗决策，使患者舒适有尊严地离世。病情告知涉及多个关键过程，包括收集和传递信息，识别和回应患者及家属情绪，帮助他们共同决策并提供支持。

（二）证据

1.病情告知方法

Baile 等人于 2000 年提出病情告知的 SPIKES 方案，其有效性和可行性已得到多项研究证实。现临床广泛应用的病情告知方法都遵循此方案。SPIKES 方案的六个核心步骤，分别是准备（setting up the interview）、评估认知（assessing the patients' perception）、确认需求（obtaining the patients' invitation）、提供知识（giving knowledge and information to the patients）、共情（addressing the patients' emotions with empathic responses）和总结（strategy and summary）。

（1）准备

选择合适的告知时机和不易受打扰的环境，允许

1～2名家属参加（由患者及家属决定参加人员），尽可能提前组织协调人员，确认可能讨论的议题等。

（2）评估认知

评估患者病情，评估患者及家属对疾病现状的理解，明确信息或期望上的差异，采用开放性问题了解患者对病情的认知情况，进一步明确当前面临的问题及现实的照护目标。

（3）确认需求

明确患者及家属对信息需求的偏好，包括对信息的需求时机和需求程度。患者及家属对信息的需求可随病情的变化而调整。

（4）提供知识

使用患者及家属能够理解的语言传递正确的知识和信息，清晰地告知患者和家属即将发生的事情，需要时可借助图表解释并写下重要的细节，告知后须评估患者及家属的理解程度。

（5）共情

观察患者的反应、识别患者的情感、找出产生情绪反应的原因、在患者表达自己的感受之后做出回应，应对终末期患者所有的情绪反应保持接纳的态度，帮助患者及家属获得支持感和安全感。

（6）总结

记录沟通的内容和结论，确保患者、家属和医护人员对内容的理解是一致的，告知后续随访的频率及联系方式。

2.注意事项

（1）病情告知应遵循"知情同意、不伤害、有利"的医学伦理原则，既要尊重终末期患者的权利，又要保证患者或家属安全，避免发生因病情告知不当而引起的潜在纠纷。

（2）语言沟通和非语言沟通相辅相成，共同促进信息有效传递。

（3）人与人之间的距离、面部表情、眼神交流、姿势或语调、肢体的适当接触等都有利于双方的沟通。

（4）根据患者对信息的偏好、理解及接受程度制定个体化病情告知方案。

（三）推荐意见

（1）应告知患者和家属有关疾病的信息。

（2）根据患者疾病进程选择病情告知时机。

（3）病情告知前需评估患者和家属的信息偏好及对

现有信息的理解。

（4）语言和非语言沟通都可发挥重要作用，需有效结合。

（5）肯定并接纳患者和家属的情绪反应，积极给予共情式回应和支持。

（6）记录沟通内容。

二、预立医疗照护计划

（一）背景

预立医疗照护计划（advance care planning，ACP）是指支持任何年龄或健康阶段的成年人理解和分享个人价值观、生活目标及对未来疗护偏好的过程。ACP在肿瘤科、与老年慢性病相关科应用较多。实施ACP能尽早了解终末期肿瘤患者的治疗意愿，协助其做好临终安排，解决临床决策困境，提高患者生活质量，保护医疗安全。

（二）证据

1.评估

评估终末期肿瘤患者的病情、患者及家属的认知能力、配合程度、心理状况及需求、对ACP的了解程度和接受程度。常见的评估工具包括：生命支持偏好问卷

（life support preferences prediction questionnaire，LSPQ）、预立医疗照护计划准备度问卷（the advance care planning readiness scale，ACPRS）、预立医疗照护计划调查问卷（advance care planning questionnaire，ACPQ）等。患者主动提起、病情恶化、治疗护理策略需改变均为讨论 ACP 的时机；建议综合评估患者对于 ACP 的准备情况，尽早进行。经过 ACP 培训的医护人员及医疗团队其他成员均应参与 ACP 过程。

2.实施

（1）主要内容

终末期肿瘤患者 ACP 实施的主要内容包括评估患者及其家属的讨论意愿；讨论首选代理决策者；了解患者对自身健康状况的掌握程度和信息需求，了解患者的价值观、目标、优先事项、希望、恐惧以及担忧；告知其他相关治疗方案；了解患者对终末期医疗照顾的期望，记录患者意愿，就医疗决策达成共识，签署生前预嘱相关文件等。

（2）ACP 沟通模型

目前常见的 ACP 干预模式主要有结构化干预模式、辅助决策模式和以家庭为中心的干预模式。国内学者通过循证的方法构建本土化ACP沟通模型"VIP for future care"，该模型包括3个部分："V"是Video的简称，为自行录制的视频，介绍3种临终治疗意愿和ACP相关知识；"I"是Illness experience的简称，为患病经历访谈；"P"是Preference的简称，为临终治疗意愿访谈。

（3）辅助工具

实施ACP过程中可采用视频、手册和卡牌游戏等决策辅助工具，以便更好引入ACP，帮助患者做出审慎且符合自身偏好的选择。

（4）家庭支持

针对家属对ACP的了解程度和态度，医务人员给予必要的信息支持，比如疾病发展与预后，促进家属和患者的信息交流，提高家属对患者ACP意愿的理解和支持。

3.评价

根据患者个人意愿决定是否将沟通结果的记录形成ACP相关文书，并且定期审查患者及家属关于ACP的决定，保证ACP是一个连续的过程。评价的内容包括：患者的知情权和医疗自主权是否得到尊重、患者的满意度、情绪变化及行为改变等。

4.注意事项

实施 ACP 时，根据患者实际情况、意愿和偏好，掌握好沟通时间与节奏，必要时多次沟通，提高沟通有效性。

（三）推荐意见

（1）经过培训的医务人员均可参与 ACP，应加强医护人员 ACP 相关培训。

（2）应尽早进行 ACP，患者主动提起、病情恶化、治疗护理策略改变时，均为讨论 ACP 的时机。

（3）应为患者与家属提供信息支持，促进患者和家属间的信息交流，提高家属对患者 ACP 意愿的理解和支持。

（4）实施 ACP 过程中可采用视频、手册和卡牌游戏等决策辅助工具，以便更好地引入 ACP，帮助患者做出审慎且符合自身偏好的选择。

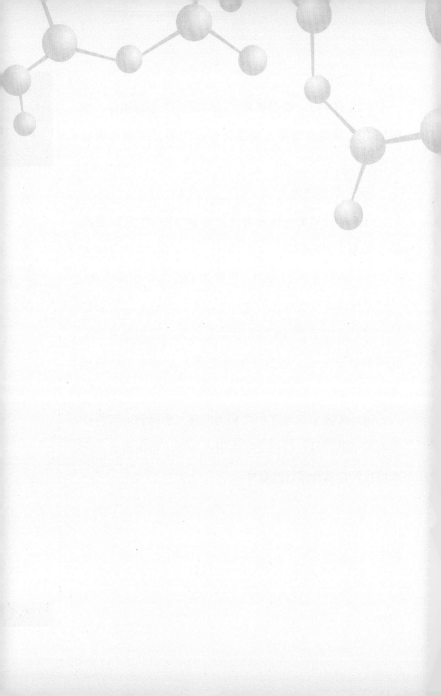

第四章

症状管理

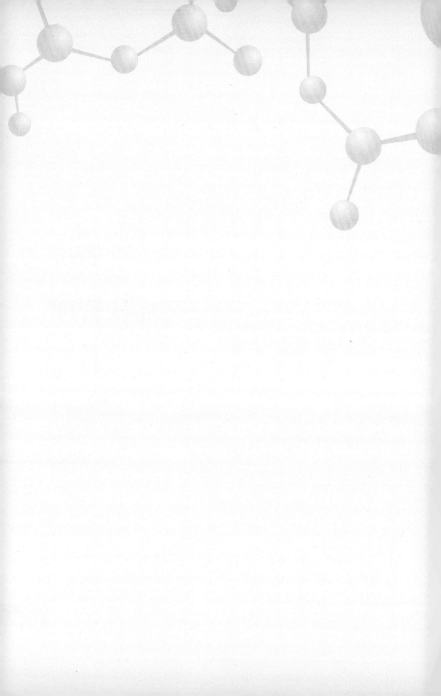

一、疼痛

（一）背景

肿瘤患者的疼痛（pain）是与肿瘤侵犯或潜在损伤相关的一种不愉快的感觉和情感体验，是终末期肿瘤患者主要症状之一，具有全方位、多类型、疼痛与痛苦并存、伴有心理学异常等特点。肿瘤膨胀性生长挤压、浸润性生长破坏周围组织、癌细胞释放致痛介质、治疗过程中的副作用等恶性肿瘤相关的疼痛，简称癌痛。据统计，肿瘤早期约有25%伴有疼痛，晚期则高达60%~80%伴有疼痛。癌痛经过规范化治疗2周以上，仍处于中度以上疼痛状态，可诊断为难治性癌痛。癌痛患者接受充分的药物镇痛后疼痛缓解，自发或触发突然出现的短暂重度疼痛，称之为癌性爆发痛。肿瘤患者长期镇痛效果不佳、出现难治性癌痛或癌性爆发痛，有可能伴发焦虑抑郁等精神症状。

（二）证据

1.评估

积极主动的疼痛筛查是有效改善终末期肿瘤患者生活质量的重要措施。应遵守常规、量化、全面、动态原则，与患者和家属及时有效沟通，如患者不能语言交流，需关注非语言方式，包括表情、呻吟等。通过病史、体检、实验室及影像学检查评估疼痛原因及病理生理机制。

可用自评和他评工具评估疼痛。自评工具包括疼痛数字评分量表（numeric rating scale，NRS）、视觉模拟评分量表（visual analogue scale，VAS）、词语分级量表（verbal rating scale，VRS）、改良面部表情疼痛评估量表（faces pain scale-revised，FPS-R）等单维度评估工具；简式McGill疼痛问卷（short-form of mcgill pain question-naire，SF-MPQ）和简明疼痛评估量表（brief pain inven-tory，BPI）等多维度自评工具。他评工具成人疼痛行为评估量表（adult pain behavioral scale，APBS）适用于不能主诉疼痛的成人患者。

2.治疗

（1）药物治疗

终末期肿瘤疼痛管理应解决生理、心理和情感的照护需求。遵循癌痛三阶梯止痛治疗指南是临床镇痛药选择的原则。终末期癌痛常由多因素导致，需根据不同致痛机制选择合适的镇痛药物和方法。当疼痛控制效果欠佳时，注意联用药和多模式镇痛。常用的联合镇痛包括阿片类药物、非甾体类解热镇痛药物、辅助药物等，必要时也可联用对乙酰氨基酚。常用的辅助药物包括抗抑郁药、抗惊厥药、类固醇皮质激素和N-甲基-D-天冬氨酸受体（NMDA受体）拮抗剂等，必要时也可使用镇静药物。当镇痛效果可，但不良反应不能耐受，或给药剂量增加，疗效不佳但不良反应增加时，可行阿片类等药物调整或变更给药途径。

终末期癌痛患者使用阿片类药物镇痛时，宜在起始阶段采用滴定方式给药，以达到快速、精准、安全的效果，如果需要注射途径给药镇痛，可采用患者自控镇痛（patient controlled analgesia，PCA)技术。

终末期癌痛患者出现难治性癌痛症状通过常规疗法无法缓解时，应与患者和家属详尽沟通，告知利弊，充分告知知情同意的前提下，以缓解疼痛症状为首要目标，辅以适度镇静，改善终末期肿瘤患者和家属的感受，同时兼顾副作用、禁忌证、风险等多因素的平衡，尽可能地降低风险。

①癌性神经病理性疼痛：为终末期癌痛中难以控制的一类疼痛，可使用阿片类镇痛药，加用抗惊厥和抗抑郁类药物，也可配合使用类固醇类和非甾体类解热镇痛

药物如对乙酰氨基酚，注意疗效和副作用的平衡、利弊取舍。

②骨转移性癌痛：多为肿瘤侵蚀骨组织所致，可采用阿片类镇痛药，必要时可联合应用非甾体类解热镇痛药物如对乙酰氨基酚等，同时定期应用双膦酸盐/地诺单抗等药物协助，帮助改善患者功能，缓解疼痛。

③癌性爆发痛：因爆发痛具有可知或不可预知的触发因素引发的特点，在使用缓释阿片类镇痛药的基础上，可以根据触发因素提前给药预先镇痛，或在出现时，及时追加解救药物（如速释阿片类药物），通过皮下、静脉给药可达到快速镇痛。

④癌性内脏痛：多由肿瘤侵及内脏引起，常表现为钝痛、胀痛、烧灼痛、牵扯痛等，且具有定位不准的特点，可给予阿片类药物联用抗抑郁药物镇痛。当表现为痉挛性疼痛时，可联用抗胆碱能药物。消化道完全梗阻或不全梗阻时，建议使用非胃肠道途径给药。

（2）非药物治疗

终末期癌痛非药物治疗是指针对终末期患者进行的姑息性介入手术治疗、姑息性放疗等治疗方法，例如对于肿瘤骨转移患者的剧烈疼痛，根据骨破坏状况，辅以适合的局部放疗。比较常用的有神经毁损术、经皮椎体成形术、放射性粒子植入术和鞘内药物输注系统植入术等。因终末期肿瘤患者多存在脏器/系统功能障碍，为达到理想的治疗效果，需要权衡利弊，并与患方充分详尽沟通，采用基于患方价值观认可的治疗方案。

①神经毁损术：神经毁损术多通过微创介入等方法，暂时或永久性阻断难治性癌痛相关的传导神经元或神经纤维，以达到镇痛目的。常用的技术手段有射频热凝、冷冻消融、化学毁损等方法。采用神经毁损术治疗终末期难治性癌痛，可有效达到镇痛的目标，同时减少甚至停止使用镇痛药物，减少了药物带来的副作用和不良反应。需注意防范可能出现的副作用和并发症风险。

②经皮椎体成形术：经皮椎体成形术是通过微创介入等方法，经皮穿刺至椎体内，注入骨水泥，以达到恢复被融骨性转移瘤侵蚀的椎体强度，缓解疼痛，改善脊柱功能的目标，在局部还有可能有一定的灭活肿瘤组织的作用。终末期肿瘤患者使用经皮椎体成形术，存在发生并发症的风险，例如骨水泥渗漏导致脊髓、神经损伤。经皮椎体成形术是一种有价值的辅助治疗手段，使用前须准确评估适应证，并慎重且精准操作。

③放射性粒子植入术：放射性粒子植入术是治疗肿瘤的一种手段，终末期肿瘤患者使用该技术也是姑息性放疗的一种形式，多用于预计生存期稍长（大于3个月），存在难治性癌痛等痛苦症状的患者。

④鞘内药物输注系统植入术：鞘内药物输注系统植入术是通过微创技术，建立药物注射至蛛网膜下腔的通道并持续给药，进行鞘内镇痛的一种有效手段。目前该方式使用的装置主要有全植入式和半植入式两大类，各有利弊。终末期肿瘤患者使用该技术需慎重评估患者身体状况及风险承受能力，方可达到满意效果。

3.护理

（1）病情观察

观察患者疼痛的部位、性质、程度、发生及持续的时间，疼痛的诱发因素、伴随症状、患者的心理反应、对日常生活的影响以及实验室检查结果等。

评估过程应在尽量减少干扰。在不增加痛苦的前提下，遵循"常规、量化、全面、动态"的原则，尽可能做到主动、及时、准确评估。首次评估应当在患者入院后8小时内完成，且应尽早进行。针对不同患者选择适合的评估工具；同一位患者应使用同一种评估工具，患者病情发生变化时除外。需要对肿瘤患者疼痛情况和相关病情进行全面评估，综合了解患者状况。应当对患者的疼痛症状及其变化进行持续、动态的评估及评价。动态评估时机为疼痛时、给药时、给药后、剂量滴定过程中、爆发痛处理后。

（2）用药护理

①用药指导：口服缓释药物整片吞服，不能掰开、碾碎服用。芬太尼透皮贴剂常选用的部位是躯干或上臂未受刺激和照射的平整皮肤表面，局部不能使用刺激皮肤或改变皮肤性状的用品，也不能接触热源；储库型的芬太尼透皮贴剂禁止刺破或剪切使用，每72小时更换一次，并更换粘贴部位。使用患者自控镇痛泵（patient-controlled analgesia，PCA）时，应保持PCA装置处于正常使用状态，妥善固定，管路连接紧密且通畅，指导患者PCA的使用方法及按压间隔时间，观察PCA泵的按压次数、镇痛效果及药物不良反应。

当疼痛得到有效缓解，连续3天基础疼痛强度小于3分，可视为疼痛已得到有效控制；落实药物保存及丢弃、剩余毒麻药和用过的废贴等交还医疗机构。

②观察不良反应：长期大剂量服用非甾体类解热镇

第四章 症状管理

痛药物存在上消化道出血、血小板功能障碍、心肝肾毒性的危险，密切观察患者有无出血征象、心肝肾功能状态等。使用阿片类药物镇痛时，评估患者的排便情况、恶心、呕吐症状以及镇静效果等，尤其应该注意神经系统变化，如意识障碍（嗜睡、过度镇静等）或呼吸抑制（呼吸频率每分钟小于8次，针尖样瞳孔，嗜睡样昏迷等），及时发现异常情况，必要时使用纳洛酮解救处理。

（3）行为认知护理

指导患者及家属减轻疼痛的方法，包括冷敷、穴位按摩、音乐疗法、注意力分散法、自我暗示法、正念减压疗法等。

（三）推荐意见

（1）终末期癌痛需主动筛查，评估时遵循"常规、量化、全面、动态"的原则。

（2）意识清醒且语言表达能力正常者使用自评工具，对昏迷或语言沟通障碍等无法主诉疼痛者采用他评工具，尤其对于临终前难以准确表达者，须密切观察评估。

（3）终末期肿瘤难治性癌痛患者，应根据癌痛的不同机制选择阿片类镇痛药、非甾体类解热镇痛药、辅助镇痛药物。指导终末期肿瘤患者按规定时间间隔服用镇痛药或按需给药。

（4）如果患者状况允许，可选择鞘内药物输注系统植入术等非药物镇痛技术，可根据患者及家属的医院选择。

（5）当难治性癌痛症状通过常规治疗无法缓解时，可辅以适度镇静，减少对患者不必要的伤害，改善终末期肿瘤患者和家属的感受。

二、水肿

（一）背景

水肿（edema）作为终末期肿瘤患者常见的症状之一，会导致水肿部位肿胀、疼痛、功能障碍。肿瘤终末期由于肾功能不全产生水钠潴留，肿瘤侵犯淋巴结造成淋巴管堵塞组织液、淋巴液回流不畅；营养高度消耗、低蛋白血症等均可导致水肿，出现肢体水肿、全身水肿，以及胸腔、腹腔、心包积液等，严重降低患者的生存质量，严重者可导致系统脏器功能障碍甚至死亡。

（二）证据

1.评估

需详细了解手术、放化疗等诊疗史；了解因疾病或治疗引起的水肿；了解相关检查结果，从而进行针对性的水肿管理。根据年龄、水肿部位和形成原因选择具体方法。普通周围水肿选择周径测量法或体重监测；淋巴水肿采用生物阻抗分析（bioimpedence analysis，BIA）、体积测量、超声检查等。评估水肿部位、类型、程度及水肿随体位和时间推移的变化；评估水肿对关节灵活性、皮肤状态、日常活动、生活质量的影响。

2.治疗

在缓解水肿症状基础上，尽可能提高患者的舒适度及生活质量。终末期肿瘤患者水肿和其他水肿患者在干预措施上最大的区别在于终末期肿瘤患者需要选择恰当、合理的干预方法缓解水肿所致的不适，若仅针对病因治疗，会导致患者身体负担过重而无法承受。面对无法消除的水肿时，若患者无明显不适感受，可暂不处理。

（1）药物治疗

药物治疗主要为利尿剂，首选袢利尿剂如呋塞米、托拉塞米。若平时使用袢利尿剂治疗，最初剂量应等于或超过长期每日所用剂量；对周围性水肿或腹水者可联合噻嗪类利尿剂治疗；如水肿加重或3天内体重增加大于2kg，建议增加药物剂量。利尿剂可引起多种不良反应，且大多数用于安宁疗护的药物会引起周围性水肿，宜在用药后关注有无水肿出现以及评估水肿程度，用药时应监测血清电解质和酸碱平衡情况。针对急性肺水肿用吗啡等阿片类药物，可降低呼吸中枢对二氧化碳的敏感性，减弱过度的反射性呼吸兴奋，缓解气促；扩张外周血管，降低外周阻力，减轻心脏前、后负荷，有利于肺水肿的消除；吗啡还可以减轻焦虑，缓解病情，但易产生便秘、恶心呕吐等不良反应。对全身性水肿或急性肺水肿，可静注地塞米松等类固醇治疗或类固醇脉冲治疗，但应考虑终末期患者对此类药物的耐受程度。针对营养不良导致的低蛋白血症以及胸腔、腹腔大量积液者，推荐联用人血白蛋白和利尿剂，需根据患者及家属的意愿决定。

（2）非药物治疗

①手法治疗：手法淋巴引流（manual lymph drainage，MLD）是一种按摩技术，主要是激活淋巴系统，增加淋巴管与淋巴结的重吸收功能，促进淋巴液与组织液的回流。但需注意手法应轻柔缓慢、力度适中，避免导致淋巴管痉挛；引流方向应顺淋巴回流方向，每一次引流与

放松要与淋巴管的脉动节律相适应；引流顺序为首先打开区域淋巴结，先躯干后肢体，先健侧后患侧，肢体治疗先近心端再远心端，并鼓励患者或家属进行温和、简单的自我手法淋巴引流。

②压力治疗：压力治疗是通过产生一定压力梯度促进淋巴液循环，减少淋巴液在组织中聚集，从而有效减轻患肢水肿的治疗方法。使用可穿戴压力衣、分级加压弹力绷带并结合泡沫衬垫，也可使用间歇充气压力治疗。压力治疗时需对水肿肢体产生压力梯度，肢体远心端包扎产生的压力较近心端大；压力衣需提供20～60mmHg的梯度压力，弹力袜需提供20～30mmHg或30～40mmHg的梯度压力，间歇充气压力治疗需提供相对较低的梯度压力（最大远端压力小于等于40mmHg）。晚期肿瘤水肿并发急性感染、动脉疾病、过敏、溃疡者；严重缺血、肾功能衰竭或代偿性心力衰竭患者禁用压力治疗。

由于压力治疗技术比较复杂，而规范治疗是获得良好疗效的前提，因此操作过程中需注意以下方面：首先，根据水肿的类型、部位及程度选择相应穿戴、包扎材料，包扎手指选择网状绷带，包扎手掌、手臂应用低弹性绷带。其次，压力治疗期间监测包扎对水肿肢体产生的压力梯度、包扎部位皮肤颜色、皮温，肢端血运及活动等情况，并关注皮肤有无红肿、破损、化脓或皮温升高等局部感染表现。

③运动治疗：运动治疗是指用机体肌肉收缩运动训练来消除水肿的治疗方法。对肢体活动受限，日常活动能力极度欠缺的终末期患者，功能锻炼是一种负担，患者只需卧床休息，或由照护者协助进行肢体功能锻炼。对可以耐受训练者，鼓励下床运动，加快水肿消退。根据患者自身意愿、病情状态、居住环境制定个体化运动方案。因肿瘤相关治疗出现合并症或并发症者需转诊给专家进行评估，开具运动处方。原则上先选择较轻的有氧运动，再逐渐增加运动量，一般可选择瑜伽、太极、行走和做操等。在运动过程中注意保护患者安全、防范跌倒等损伤，锻炼时配合打哈欠、伸懒腰和腹式呼吸等，以改变胸腔压力，尽量排出胸部和腹部内潴留液体。运动期间患者如出现水肿加重或任何身体不适，应立即停止运动并给予相关缓解措施。

④手术治疗：一般不主张对终末期肿瘤患者实施手术等有创性治疗。若选择手术等有创性治疗方式缓解水肿，

需考虑实施手术的必要性、患者意愿及患者身体条件等。常见手术类型有淋巴静脉分流术（lymphovenous bypass，LVB）和血管化淋巴结移植术（vascularized lymph node transplant，VLNT）。对腔隙水肿，如胸腔、腹腔、心包等大量积液，可采取微创穿刺引流术进行减压。

⑤心理治疗：研究表明，疼痛、水肿等严重躯体症状会使肿瘤患者产生负性情绪，降低自我认同感，在关注淋巴水肿治疗同时，要充分发挥安宁疗护团队的力量，通过心理社会支持积极有效地缓解患者负性情绪，提高其生活质量。

（3）中医治疗

中药外敷，加味冰硝散以缓解肢体肿胀，七叶树籽提取物、香豆素类可有效促进淋巴回流减轻水肿；有些复方中成药，如"淋巴方"等，治疗淋巴水肿及其并发症有一定疗效；针刺外关、合谷、足三里等穴位，可促进内啡肽释放，缓解疼痛，减轻组织水肿。

3.护理

（1）病情观察

观察水肿的部位、范围、程度、发展速度、皮肤血供、张力变化等，及其与饮食、体位及活动的关系。观察患者生命体征、体重、颈静脉充盈程度、营养状况、相关检查结果以及有无胸水征、腹水征等伴随症状；准确记录24 h液体出入量，密切监测患者尿量、尿液的颜色和性状等变化；密切监测实验室检查结果，如尿常规、肾小球滤过率、血尿素氮、血肌酐、血浆蛋白、血清电解质等；定期监测体重，若患者存在腹水，应同时每天测量腹围。

（2）皮肤护理

水肿程度较重者应穿宽松、柔软衣物，必要时使用气垫床或软垫支撑受压部位，对卧床时间较长者，应定时协助其变换体位。水肿部位皮肤菲薄，易发生破损，清洗时应动作轻柔，建议使用pH酸碱度为中性或弱酸性的润肤品和清洁用品，防止破坏皮脂层，清洗后保持褶皱处皮肤彻底干燥。出现大水泡时，应抽吸渗液后予以无菌纱布包扎，及时处理破损皮肤，防止感染。避免在水肿部位进行热敷、穿刺、注射和输液及监测血压、体温等操作。

（3）饮食护理

给予低盐饮食，限制钠盐摄入，每天以2~3 g为宜。根据病情需要、饮食偏好提供高热量、适量蛋白，高维生素的个性化营养支持，保持营养均衡，指导少量多次进食，补充足够热量、各种微量元素和维生素等。

（4）体位护理

水肿上肢抬举高度应高于心脏水平，下肢抬举高度以舒适为度，关注患者体位舒适和安全。水肿局限于下肢且无明显呼吸困难时，可抬高双下肢促进静脉回流以减轻水肿，可配合使用抗栓（弹力）长袜，做好骨凸处及受压部护理；出现呼吸困难或者胸腔积液、腹水加重时，可予高枕卧位或半卧位；阴囊水肿者，需清洁后将纱布垫于阴囊下，并抬高阴囊，缓解患者的水肿不适。

（5）用药护理

了解相关药物的作用与不良反应，注意药物配伍禁忌。做好服药相关指导，向患者详细介绍相关药物的名称、用法、剂量、作用和不良反应，并告诉患者不可擅自加、减药量，不可擅自停药，提高服药依从性。

（6）运动护理

做好活动指导和功能锻炼，根据终末期肿瘤患者身体综合情况，指导适量体力活动或运动训练，坚持动静结合、循序渐进增加活动量，适当进行肿胀肢体的功能锻炼，严重水肿患者取适宜体位卧床休息。根据患者能力及全身情况随时调整锻炼计划，维护肢体功能，避免剧烈活动，活动时要注意安全，有人陪伴。

（三）推荐意见

（1）对于终末期肿瘤患者需尽早进行水肿评估，可采用周径测量法或体重监测；淋巴水肿采用生物阻抗分析、体积测量、超声检查等。

（2）根据终末期肿瘤患者出现水肿的原因，选择合适的药物缓解水肿症状。

（3）终末期肿瘤患者无法消除的水肿所导致的不适痛苦，在充分告知和知情同意情况下可采用药物镇痛镇静，减轻痛苦。

（4）终末期肿瘤患者水肿早期，可选择手法引流、按摩、弹力袜运动等治疗措施。

（5）应指导终末期肿瘤患者和家属规律监测静息状态下的体重，并每日记录液体出入量，掌握皮肤护理、压力衣使用、水肿体征/症状、饮食、运动护理的相关知识。

三、发热

（一）背景

终末期肿瘤患者临床意义上的发热（fever）通常是

指下丘脑体温调定点上移导致的体温升高，是常见症状之一，可以导致疲劳、乏力、虚弱、睡眠障碍等症状，与频繁发热相关的代谢需求可导致肿瘤恶病质。

（二）证据

1.评估

（1）感染性发热

感染性发热，尤其是发热性中性粒细胞减少症，是血液系统肿瘤及肿瘤化疗后发热的常见病因，需要及时评估并重点关注。对发热性中性粒细胞减少症患者的初步评估包括：详细的病史询问及体格检查、末次化疗时间和类型、过去3个月内有无感染、近期抗生素的使用情况、流行病学史、实验室（血尿便常规、CRP、血沉、降钙素原、肝肾功能等）及影像学检查结果，微生物学评价（根据症状体征送检合格的标本），确定感染潜在部位和病原体，并评估发生感染相关并发症的风险。发热时伴寒战常提示感染性发热。若已发生发热性中性粒细胞减少的患者，首先应进行国际肿瘤支持疗法学会（multinational association of supportive care in cancer，MASCC）风险分层，MASCC评分大于等于21分的患者为低风险，总分小于21分可判定为高危患者。

MASCC评估后，应当立即经验性使用抗菌药物，高危患者首选住院接受经验性抗菌药物治疗，低危患者的初始治疗可以在门诊或住院接受经验性抗菌药物治疗。

（2）非感染性发热

包括癌性发热、中枢性发热等。癌性发热是指患者在排除感染、抗生素治疗无效的情况下出现的直接与肿瘤有关的非感染性发热，以及患者在肿瘤发展过程中因治疗而引起的发热。诊断标准如下：体温大于37.8℃；发热持续时间大于2周；缺乏感染证据（如体格检查、实验室检查和影像检查）；无过敏机制（如药物过敏、输血反应、放疗或化疗药物反应）；对经验性抗菌治疗无反应，至少7天足够的抗生素治疗；在接受萘普生时，经萘普生试验完全缓解。以上标准需同时满足。Meta分析表明，萘普生对改善疑似癌性发热和不明原因发热的症状也令人满意。早期使用萘普生能够减轻肿瘤患者的痛苦，提高其生活质量。中枢性发热是指很多终末期肿瘤患者出现颅内转移，下丘脑是体温调节中枢，如这个部位有转移或被其他病灶挤压，体温调节失控，往往可以达40℃以上的高热。

2.治疗

所有治疗方案的益处和负担都应根据患者的整体临床情况进行权衡，应与患者和家属沟通后决定，并尊重其选择。

（1）药物治疗

①退热药：非甾体抗炎药和类固醇等药物是有效的退热药。由于与非甾体抗炎药和类固醇使用相关的风险，常规对乙酰氨基酚、布洛芬及吲哚美辛应作为一线治疗。萘普生和其他非甾体抗炎药物在癌性发热治疗中证实有效。一线药物治疗失败时，可尝试使用地塞米松。若由药物导致的发热，应停用可疑导致发热的药物，如发热温度较高，持续不退，可适当应用非甾体类解热药。

②抗菌药：遵循发热患者药物治疗的原则。对于控制感染可改善患者生存质量时，建议根据病原体类型和药敏试验结果选择适宜的抗菌药物。

（2）非药物治疗

①物理降温：温水或酒精擦浴，也可使用冰毯、冰袋、风扇等缓解不适。年老体弱患者慎用酒精擦浴，高热寒战、出血性疾病或伴出汗的小儿一般不宜用酒精擦

浴；用冰袋降温时，用毛巾包裹冰袋放在额部、腋窝、腹股沟及颈动脉处。

②感染控制不应仅依靠抗感染预防，而应持续纳入标准的感染控制措施，如手卫生。

（3）中医治疗

根据中医辨证施治法，传统中药方剂治疗癌性发热，具有一定疗效。中医治疗发热的外治法有中药灌肠、穴位贴敷、推拿、按摩、针灸、刮痧、拔罐等诸多方法，具有一定疗效。

3.护理

（1）病情观察

观察发热时间、程度、变化趋势，确定热型；评估伴随症状、是否存在感染迹象、药物治疗史、肿瘤进展情况，了解相关检查结果，以确定发热类型；评估意识状态、生命体征变化。

（2）皮肤护理

选择合适的降温方法，注意观察降温后的反应，降温过程中出汗时及时擦干皮肤，随时更换衣物，保持皮肤和床单清洁、干燥，协助患者活动/翻身，预防皮肤压力性损伤。

（3）营养护理

发热期间选用营养含量高且易消化的饮食；体温下降、病情好转时可改为高蛋白、高热量的半流质饮食；出汗较多或无法进食者可遵医嘱予静脉补液，预防电解质紊乱，保持体液平衡，避免虚脱。

（4）感染预防

怀疑发热原因是感染，应积极查找感染源，如细菌培养和药敏试验；出现持续高热不退，考虑导管相关性感染时，建议拔管并行对症处理；如出现手术伤口感染或破溃伤口感染，应及时处理感染病灶；做好口腔护理，保持口腔清洁。

（5）用药护理

遵医嘱使用降温药物，观察记录用药后患者体温变化及有无胃肠道不适、大汗淋漓、粒细胞减少等不良反应。

（三）推荐意见

（1）对感染性发热，需要及时评估并重点关注，侧重确定感染潜在部位和病原体，并评估发生感染相关并发症的风险。对于非感染性发热不宜首选抗感染治疗。

（2）发热性中性粒细胞减少的患者首先应进行

MASCC风险分层评估。

（3）所有治疗方案的益处和负担都应根据患者的整体临床情况进行权衡。

（4）非甾体抗炎药（NSAID）和类固醇等药物是有效的退热药。吲哚美辛、萘普生和其他非甾体抗炎药物在癌性发热管理中证实有效。

（5）对于控制感染可改善患者生存质量时，建议根据病原体类型和药敏试验结果选择适宜的抗菌药物。

（6）中药方剂及中医外治法治疗发热有一定疗效。

四、疲乏

（一）背景

疲乏（fatigue）是一种痛苦、持续、主观、有关躯体、情感或认知方面的疲乏感或疲惫感，与近期活动量不符，与肿瘤本身和肿瘤治疗有关，且妨碍日常生活。癌因性疲乏（cancer-related fatigue，CRF）具有程度重、持续时间长、不能通过休息或睡眠缓解等特点，是终末期肿瘤患者最为常见的伴随症状。CRF发生率为30%~99%，肿瘤诊断时CRF发生率达40%；长期随访中肿瘤患者重度CRF发生率约30%。终末期肿瘤患者的CRF严重影响其情绪、日常活动和生活质量，应加以干预。

（二）证据

1.评估

疲乏是终末期肿瘤患者常见的主观感受，可导致可观察到的行为改变，但难以客观评估。推荐使用10点疲乏数值评分量表（numerical rating scale，NRS）作为筛查工具，疲乏强度分为轻度（1~3分）、中度（4~6分）和重度（7~10分），此法简单直接，适用于终末期肿瘤患者的快速评估。疲乏评估工具根据维度分为：①单维度评测：包括简明疲乏量表（the brief fatigue inventory，BFI）、疲乏等级量表（fatigue severity scale，FSS）、疲乏视觉模拟评分法（visual analogue fatigue scale，VAFS）。②多维度评测：Piper疲乏修订量表（piper fatigue scale，PFS）、癌因性疲乏量表（cancer fatigue scale，CFS）、癌症治疗功能评估疲乏量表（function assessment of cancer therapy-fatigue，FACT-F）。

2.治疗

积极改善疼痛、情感障碍、贫血、睡眠障碍、营养不良及并发症（如器官功能障碍或衰竭、感染）等，对缓解疲乏有一定效果。

（1）药物治疗

①中枢兴奋剂：常用于重度疲乏，代表性药物有哌醋甲酯，终末期肿瘤患者使用时应谨慎，并适度减量。证据表明，精神兴奋药（例如哌醋甲酯）可有效治疗晚期疾病的疲乏。

②抗抑郁和镇静药物：疲乏和抑郁症是否具有相同的病理生理学特点尚未明确，临床已尝试应用抗抑郁药物治疗疲乏，发现帕罗西汀在改善肿瘤相关性疲乏方面有效。

③类固醇皮质激素：如强的松及其衍生物、地塞米松等可短期缓解患者的疲乏症状。

（2）非药物治疗

①心理社会精神支持：行为认知疗法、心理教育疗法、正念减压训练等可以减轻肿瘤相关性疲乏。

②营养治疗：有效的营养风险筛查与评估有利于对营养问题早发现、早诊断和早治疗，给予患者针对性、个体化的营养管理计划，对患者疲乏症状的改善有积极作用。

③睡眠管理：睡眠障碍可加重患者的疲乏症状，属于可治疗因素。睡眠障碍的非药物治疗包括松弛疗法、

刺激控制疗法、睡眠限制疗法等。

④其他支持方法：运动疗法、音乐疗法、亮白光疗法、太极拳等对终末期肿瘤患者的疲乏症状改善也有支持证据。

（3）中医治疗

中医治疗以辨证论治、调补气血、健脾补肾为治疗重点，根据终末期肿瘤患者相关疲乏的肾阳虚证、肝气郁结证、脾胃阴虚证、寒湿困脾证、肺气亏虚证、脾气亏虚证六大临床证型给予中药汤剂治疗，可以缓解终末期肿瘤患者的疲乏症状。

3.护理

（1）病情观察

动态评估癌因性疲乏的程度，及时识别患者发生疲乏的危险因素。观察有无疼痛、食欲减退、睡眠障碍等影响疲乏的因素。

（2）用药护理

终末期肿瘤患者，同时使用多种药物增加了药物相互作用的风险，而且潜在的不适当用药的风险也更高。须密切观察患者服药后的不良反应。注意观察服用抗癫痫药、镇静药等药物患者的疲乏情况。

（3）环境护理

环境安静、温湿度适宜，可以根据患者喜好播放音乐。创造舒适、安静、光线暗的良好的睡眠环境。

（4）营养护理

做好饮食护理，改善患者食欲。终末期肿瘤患者因病情不同可能会要求禁食、特定饮食等。应做好营养咨询、肠内或肠外营养支持，纠正贫血，改善营养状态。关注恶病质、濒死期、重度水肿等患者的营养支持。

（5）运动护理

运动计划应根据患者年龄、性别、肿瘤类型、接受治疗的情况及身体状况制定，应循序渐进，适时调整。可选用瑜伽、八段锦、太极拳、气功等运动方式，鼓励患者自我照护并记录疲乏日记。应按照循序渐进的原则，并密切观察心率变化，以不出现不适为宜。若出现病情变化，如骨转移、血小板减少、贫血、发热、活动性感染等状况时，应及时停止。

（6）心理社会支持

关注患者疲乏状况成因。对于死亡过分恐惧的患者，给予生死教育；对于社交活动少的患者，给予团体支持，鼓励家属陪伴；社会支持不足的患者，争取链接社会资源。

（三）推荐意见

（1）对终末期肿瘤患者疲乏可选用自我报告的评估工具，并进行持续疲乏水平监测。

（2）镇静药物治疗可改善终末期肿瘤患者的疲乏，注意观察疗效和不良反应。

（3）指导终末期肿瘤患者通过运动来减轻疲乏，鼓励患者自我照护并记录疲乏日记。

（4）鼓励患者并为其提供心理社会精神支持。

五、衰弱

（一）背景

衰弱（frailty）是终末期肿瘤患者的常见状态，多由于机体生理功能障碍而增加了个体对于依赖性、脆弱性及死亡的敏感性。虽然衰弱与疲乏（fatigue）在终末期肿瘤患者中经常同时存在且互相影响，但衰弱不等同于疲乏。终末期肿瘤患者衰弱的临床表现，以体重减轻、疲劳、意识障碍、步态或平衡障碍等为主。肿瘤患者衰弱则是因为疾病本身带来的损伤，或因手术、放化疗等的复杂作用，生理系统受到相关压力源带来的不良影响。

（二）证据

1.评估

目前对于衰弱的评估工具较多，不同群体的衰弱筛查使用工具各不相同。参照2017年亚太临床实践指南和2020年国际衰弱和肌肉减少症研究会议（international conference of frailty and sarcopenia research，ICFSR）发布的《初级卫生保健中衰弱的筛查和管理指南》，针对终末期肿瘤患者衰弱的评估工具包括：

①Fried衰弱表型（frailty phenotype，FP）是肿瘤患者广泛使用的简单且客观的衰弱测量工具之一。

②综合老年医学评估（comprehensive geriatric assessment，CGA），也是广泛使用的肿瘤学工具之一，同时也是筛查老年肿瘤发生衰弱诊断的金标准。对终末期老年肿瘤患者，CGA已被证明是生存的预后因素，甚至与肿瘤治疗的变化相关，可预测老年肿瘤的发病率和死亡率。

③脆弱老年人调查问卷-13（the vulnerability elders survey-13，VES-13），量表简单、易操作、耗时短，经验证为肿瘤衰弱的可靠标志。

2.治疗

（1）药物治疗

引起终末期肿瘤患者衰弱的原因很多，视患者具体情况对症治疗。①食欲减退：应用改善食欲药物（如醋酸甲地孕酮等）；②睡眠障碍：应用镇静催眠类药物；③疼痛：使用镇痛药物；④严重恶心呕吐：使用止吐药物，注意纠正水电解质平衡紊乱（钠、钙、镁、钾）；⑤抑郁症：及时行抗抑郁治疗；⑥贫血：纠正贫血；⑦白细胞降低（小于 $1.0×10^9/L\sim1.9×10^9/L$）：应用升白细胞药物。

应注意推行药物优化，避免多重过度用药：①抗胆碱能药物及抗精神病药物均与衰弱有关；②长期应用质子泵抑制剂，可影响维生素 B_{12} 和钙的吸收，导致患者衰弱；③降压药、降糖药、利尿剂以及脂溶性药物等过度应用均可导致患者衰弱。

（2）非药物治疗

非药物治疗主要包括运动、营养干预、认知疗法等方法，建议终末期肿瘤患者行多维度干预方式改善衰弱状态。根据病情合理评估患者可承受的运动方式，注意防止意外伤害。避免久坐，可进行有氧运动、平衡训练、抗阻训练、多组分训练及被动运动。优化饮食结构，积极补充蛋白质、维生素D、营养制剂等。2022年，美国国立综合癌症网络（national comprehensive cancer network，NCCN）发布的安宁疗护临床实践指南推荐认知疗法、正念减压训练等改善患者衰弱情况。

3.护理

（1）病情观察

观察患者是否体重减轻、疲劳、意识障碍等，及时识别患者发生衰弱的危险因素。

（2）用药护理

评估衰弱患者用药合理性并及时纠正不恰当用药。终末期肿瘤患者并存多种症状，一系列的症状干预常增加药物相互作用风险，因此应注意多种药物同时作用带来的不良反应。

（3）运动护理

视患者体力情况适当加强锻炼。终末期肿瘤患者体力受到限制，不能直接完成高强度运动，因此建议在做好安全风险评估和对患者保护前提下进行，根据患者个人兴趣、训练条件和目的选择运动强度、频率、方式和运动时间，并进行渐进的且富有个体化的锻炼计划。推荐有氧与抗阻力锻炼相结合的方式，还可进行被动运动。

（4）营养护理

建议每日摄入足够的蛋白质。氨基酸尤其是亮氨酸对肌肉蛋白质合成具有积极作用。亮氨酸摄入至少3克/天，或每公斤体重摄入0.8~1.2克/天高质量蛋白质和能量，同时应考虑患者肾功能情况。若患者维生素D缺乏可补充维生素D，剂量为每天800~1000国际单位。在饮食基础上适当补充口服营养制剂可改善营养状况。

（三）推荐意见

（1）使用Fried衰弱表型和综合老年医学评估对终末期肿瘤患者进行衰弱评估。

（2）及时筛查终末期肿瘤患者体重下降及发生疲劳等原因。

（3）推行药物优化，避免多重用药，尽量减少药物之间相互作用所致的不良反应。

（4）对终末期肿瘤患者应提供有计划的个体化锻炼方案。

（5）终末期肿瘤患者可补充富含亮氨酸的蛋白质。

六、恶心、呕吐

（一）背景

恶心（nausea）是一种想要呕吐，和/或呕吐不愉快的主观感觉，通常包括自主神经症状，如流涎、冷汗、心动过速，有时还会出现腹泻。呕吐（vomiting）涉及复杂反射，协调胃肠道、腹肌和膈肌通过口腔排出胃内容物。恶心和呕吐在超过46%的终末期肿瘤患者中存在，可引起厌食、体重减轻、疲劳等并发症，导致生活质量下降。

（二）证据

1.评估

（1）症状评估

采用自评工具视觉模拟量表（visual analogue scale，VAS)对恶心和呕吐（nausea and vomiting，NV）患者进行评估，其中0为无恶心或无呕吐，10为最大程度的恶心或呕吐。并记录一天中NV的频率、时间以及症状相关活动(如饮食、饮水及药物等)。

（2）病史评估

①疾病相关：如便秘、脑转移、胃炎、脱水、电解质紊乱(如低钠血症、高钙血症等)、胃瘫、肠梗阻、前

庭功能障碍、恶性腹腔积液等；并注意近期是否经历过化疗和/或放射治疗。

②药物相关：阿片类药物、心血管药物（如洋地黄毒类药物、抗心律失常药物、受体阻滞剂和钙通道拮抗剂）、利尿剂、激素、胃肠道药物（如柳氮磺胺吡啶、氮唑嘌呤）和中枢神经系统药物和茶碱类、非甾体抗炎药、抗生素、口服铁剂等用药史。

③心理相关：如焦虑、抑郁等情绪。

2.治疗

（1）药物治疗

甲氧氯普胺作为首选，并予以合理滴定，氟哌啶醇、左旋美丙嗪可作为甲氧氯普胺替代方案；欧洲肿瘤内科学会指南（european society for medical oncology，ESMO）指出，多巴胺拮抗剂禁忌或无效时，可选择5-羟色胺3（5-HT$_3$）受体拮抗剂治疗。有研究表明奥曲肽用于肠梗阻引起的恶心、呕吐。系统综述提示非特异性恶心呕吐，可用促胃肠动力药、多巴胺受体拮抗剂或5-HT$_3$受体拮抗剂治疗，伴眩晕可加用抗胆碱能药物和/或抗组胺药。持续性恶心、呕吐者选用滴定多巴胺受体拮抗剂至最大获益、耐受剂量，亦可考虑皮质类固醇；回顾总结显示，5-HT$_3$受体拮抗剂，抗胆碱能药物和/或抗组胺药可起协同作用；可选择奥氮平为代表的抗抑郁药治疗，给药频次可据需而定，并选适宜给药途径。

（2）非药物治疗

心理疗法可作为缓解症状的治疗方法之一。充分与患者及家属沟通，掌握心理状态，从语言及行动上给予患者最大支持，可有效缓解恶心呕吐症状。美国临床肿瘤学会（american society of clinical oncology，ASCO）指南推荐，行为疗法包括放松训练、转移注意力、催眠、指向性引导及音乐疗法等可作为缓解症状的治疗方法。存在恶性肠梗阻时，日本姑息协会推荐只有在其他措施无法缓解恶心呕吐情况下，才考虑短期鼻胃管或胃管引流。

（3）中医治疗

可结合患者体质及症状表现，运用中医的辨证施治方法进行饮食搭配。中医治疗恶心呕吐的方法有多种，包括内关穴位按压、经皮电刺激穴位、针灸、穴位贴敷等。

3.护理

（1）病情观察

识别恶心呕吐的原因及诱因，评估患者恶心呕吐发生的时间、频率，观察呕吐物的颜色、性质、量、气味等。

（2）饮食护理

根据患者偏好，提供色、香、味俱全的温凉食物，适当清淡，避免过甜、油腻辛辣及带有强烈气味的食物。呕吐频繁时，监测电解质变化，必要时补充水分与电解质。

（3）环境护理

改善周围环境及调整心理状态也十分重要，推荐保持室内干净清洁、无异味，维持合适湿度及温度，发生呕吐时，协助患者头偏向一侧，预防误吸等并发症，并及时清理呕吐物。消除引起视觉、听觉及嗅觉等不适的外在刺激，保持放松心情。

（4）用药护理

用药前需进行全面评估，需要医务人员、患者及家属共同参与剂量滴定，观察效果及不良反应，并做好记录，用甲氧氯普胺、氟哌啶醇需观察有无锥体外系反应。

（三）推荐意见

（1）对于终末期肿瘤患者恶心呕吐可采用视觉模拟

量表进行评估。

（2）终末期肿瘤患者恶心呕吐首选甲氧氯普胺，使用前需滴定，关注锥体外系反应。

（3）可使用放松训练、转移注意力、催眠、指向性引导及音乐疗法缓解恶心呕吐。

（4）可使用穴位按压、经皮电刺激穴位、针灸、穴位贴敷等缓解恶心呕吐。

（5）根据患者偏好提供饮食，适当清淡，避免过甜、油腻辛辣及带有强烈气味的食物。呕吐频繁时，监测电解质变化，必要时补充水分与电解质。

（6）保持环境温湿度适宜、清洁、无异味，消除引起视觉、听觉及嗅觉等不适的外在刺激，保持放松心情。

七、恶病质

（一）背景

恶病质（cachexia）是一种多因素综合征，特征是食欲不振、体重下降和骨骼肌丧失，伴有疲劳、功能障碍、治疗相关毒性增加、生活质量差和生存率降低，常发生于慢性疾病，其中，恶性肿瘤的恶病质发病率最高。80%左右的恶性肿瘤患者死亡前会出现恶病质，

30%左右的恶性肿瘤患者死亡的直接原因为恶病质，而非肿瘤本身。

（二）证据

1.评估

终末期肿瘤患者恶病质是一个连续过程，可分为3个阶段：恶病质前期、恶病质期和难治性恶病质期。在恶病质前期，患者仅有轻度体重减轻（即2%～5%），早期临床和代谢体征可预测未来体重减轻，例如厌食、胰岛素抵抗、炎症和性腺机能减退。恶病质期定义为在过去6个月内体重减轻超过5%，或体重指数（Body Mass Index，BMI）小于18.5千克每平方米（中国人）且持续体重减轻2%，或肌肉质量下降伴有2%的体重减轻。难治性恶病质期为临床分解代谢抵抗状态，特征是表现状态不佳、肿瘤进展和预期生存期为3个月。临床上需要充分评估终末期肿瘤患者客观情况（如食物摄入不足、体重下降、活动、肌肉减少和代谢紊乱、分解代谢活跃等）和主观状态（如厌食、早饱、味觉改变、慢性恶心、痛苦、疲乏和注意力不集中等）。

最常使用的评估工具包括：安德森症状评估量表、食欲视觉模拟量表、厌食/恶病质状况亚表、记忆症状评估量表、Edmonton症状评估量表、贝克抑郁自评量表、医院焦虑抑郁量表。

2.治疗

（1）药物治疗

①孕酮类：醋酸甲地孕酮片、醋酸甲地孕酮混悬液、醋酸甲羟孕酮片等能够明显刺激患者食欲。在考虑应用孕激素改善恶病质前，应结合患者肿瘤状态及合并症、基础疾病、日常活动情况、合并用药、预期生存期等充分评估不良反应风险。

②胃饥饿素受体激动剂：阿纳莫林为胃饥饿素（ghrelin）受体激动剂，刺激多种途径对体重、肌肉质量、食欲和代谢进行正调节，可以改善恶病质症状，提高生活质量。

③皮质醇类：甲泼尼龙、泼尼松及地塞米松可以改善肿瘤患者食欲和生活质量。

④胃肠动力药：胃肠动力药可改善恶病质患者的早饱，与孕酮类、糖皮质激素联合可改善食欲及增加体重。需关注甲氧氯普胺的中枢系统不良反应（如锥体外系反应）和多潘立酮的心脏不良反应，机械性消化道梗阻患者禁用。

⑤精神科药物：奥氮平、米氮平等精神类药物不仅能改善患者情绪，还可以显著改善肿瘤患者的厌食症状，增强机体免疫力对恶病质患者的生活质量与疾病预后具有重要意义。

（2）非药物治疗

①营养治疗：二十碳五烯酸（eicosapentaenoic acid，EPA）摄入需要达到一定的剂量和持续摄入。多项小样本RCT研究显示摄入大于2克/天时，肿瘤患者的食欲、能量摄入、体重、体力活动等方面均得到改善。

②心理社会干预：终末期肿瘤患者若发生恶病质更易处于抑郁状态，心理社会干预具有重要作用。

③运动与中医疗法：在常规治疗基础上联合中医针灸疗法、穴位按摩等中医疗法，或配合适当锻炼如气功、瑜伽可能有效地改善患者厌食、提高生活质量。

3.护理

（1）病情观察

观察患者的体重下降、厌食程度变化情况。观察患者体重、代谢状态、精神状态、自理能力，记录药物使用情况及不良反应。

（2）营养护理

给予患者营养教育与膳食指导。对可自行经口进食患者，应鼓励经口进食，根据患者的实际消化能力调整饮食，保证营养供应。肠内营养应控制营养液输注温度和速度，妥善护理营养管，定期清洁、更换，防止感染、漏液发生。肠外营养液应现配现用，室温中24小时内输注完毕，注意更换输液器和输液装置，操作严格遵守无菌原则。

（3）皮肤护理

每日对患者的口腔进行评估，保持口腔清洁舒适。保持患者皮肤、床单和衣服的整洁、干燥。需根据个人的活动水平、灵活性、独立进行体位变化的能力，皮肤和组织耐受性、总体健康状况、舒适感和疼痛感制定翻身计划，避免局部长期受压。保持患者床单和衣服的整洁、干燥。

（4）运动护理

制定个体化运动处方，被动和主动运动相结合。每周2~3次抗阻运动以及适当的有氧运动和耐力训练。为患者合理安排好运动时间，评价每日运动达标情况，结合病情及时调整运动方案。

（5）心理护理

充分发挥家庭支持以及朋友、同事、社会团体等其他社会支持的作用，给予患者情感上的支持和照顾，使患者心理上得到安慰，鼓励患者参加一定的社交活动，有利于缓解患者焦虑及紧张情绪，增进食欲，提高生活质量。

（三）推荐意见

（1）终末期肿瘤患者恶病质可采用安德森症状评估量表；食欲视觉模拟量表；厌食/恶病质状况亚表；记忆症状评估量表；Edmonton症状评估量表评估病情；贝克抑郁自评量表；医院焦虑抑郁评价表进行评估。

（2）推荐组建多学科合作模式对CACS患者进行干预方案及护理措施制定，首选营养膳食指导。

（3）可采用孕酮类、阿那莫林、皮质醇类、胃肠动力药、EPA、奥氮平等药物增加食欲，改善症状。

（4）由专业人员定期评估患者及家属，及时发现社会心理问题；给予必要的心理支持、指导和教育患者家人。

（5）运动或者中医疗法联合营养干预或其他干预的模式可能成为治疗恶病质的有效手段之一。

八、肠梗阻

（一）背景

肠梗阻（Ileus）是终末期肿瘤患者常见的消化道系统症状，尤其是腹部肿瘤患者。恶性肠梗阻又称癌性肠梗阻，指所有由恶性肿瘤（消化道和非消化道）引起的肠梗阻。晚期肿瘤合并恶性肠梗阻的发生率为5%~43%，小肠梗阻（发生率为50%~60%）较大肠梗阻（发生率为33%~37%）常见，肿瘤侵犯和播散是导致恶性肠梗阻的主要原因。恶性肠梗阻严重影响患者生存质量，不仅加剧痛苦，还会影响整体治疗，进而影响生存期。

（二）证据

1.评估

恶性肠梗阻患者腹部查体可见腹胀、肠型、蠕动波或非对称性隆起，肠鸣音增多亢进，可听到气过水声或高调金属音，如出现绞窄或穿孔时，可有腹膜炎的表现。NCCN安宁疗护临床实践指南提出根据影像学检查进行评估，一般采取腹部立卧位平片或腹部CT扫描评估肠梗阻部位及程度，初步确定临床分期。还应评估终末期肿瘤患者的治疗目标、预后及治疗方案的利弊。

2.治疗

恶性肠梗阻的治疗需要个体化，并取决于梗阻的位置、肿瘤的临床阶段、患者的一般身体状况以及近期的功能状态、意愿和预后的变化。

（1）药物治疗

①抗分泌类：巴西、加拿大等安宁疗护指南提出可用抗分泌药物治疗恶性肠梗阻，常用东莨菪碱；对该药无效者，可以用奥曲肽。

②皮质类固醇类：可用皮质类固醇以减少环状水肿、肿瘤肿块和局部炎症因子。

③阿片类：NCCN安宁疗护临床实践指南指出，对完全性恶性肠梗阻引起的疼痛可使用阿片类药物止痛。

④姑息性化疗：终末期肿瘤患者肠梗阻不常规推荐使用姑息性化疗。进行姑息性化疗时，应考虑到肿瘤生物学、患者临床状况和预后，并经多学科讨论后决定。

⑤止吐剂：恶性肠梗阻出现恶心和呕吐时可用甲氧氯普胺或氟哌啶醇，但完全性肠梗阻不推荐使用甲氧氯普胺等增加胃肠动力的止吐药。

⑥泻药：可以用于预防或治疗部分肠梗阻引起的便秘，完全肠梗阻时禁用，在伴有绞痛的亚急性梗阻时，

避免使用刺激性泻药，慎重使用解痉药。

（2）非药物治疗

①姑息性介入：生存期大于2月者可行支架植入。经皮内镜下造瘘管适用于药物治疗无法缓解呕吐症状的患者，慎用于既往多次腹部手术、肿瘤广泛转移、合并感染、门静脉高压、大量腹水、有大出血风险的患者。

②姑息性手术：恶性肠梗阻没有明确的手术标准，根据梗阻位置、并发症、预后决定是否行造瘘手术，以缓解症状并尽可能恢复肠道功能。预计生存期小于2个月、高龄、恶病质、腹水或肠粘连、多灶性梗阻患者不推荐造瘘手术。

③营养治疗：对肠梗阻禁食的终末期患者，只需考虑患者意愿，当营养治疗对生活质量和生存益处大于风险时，多学科讨论后启动肠外营养干预。濒死期患者不推荐使用肠外营养。

（3）中医治疗

中医穴位按摩、耳穴贴压、中医离子导入、艾灸，穴位（神阙、中脘）贴敷；中药灌肠如大承气汤对恶性肠梗阻所致腹胀有一定疗效。

3.护理

（1）病情观察

对肠梗阻患者需观察并记录梗阻程度、持续时间、伴随症状。关注患者电解质及胃肠功能恢复情况以及用药后的效果与不良反应。

（2）饮食护理

出现恶性肠梗阻应禁食禁饮，但也可根据患者意愿及病情变化，少量进食以满足患者进食渴望。当症状缓解时，应以症状为导向，缓慢分级地恢复进食。

（3）口腔护理

加强患者口腔护理，保持口腔清洁。胃肠减压期间患者有口干、口渴症状，通过含漱清凉液等措施可减轻。

（4）运动指导

鼓励患者在病情许可情况下适量运动，促进肠道蠕动。

（5）胃肠减压

恶性肠梗阻患者可进行胃肠减压，妥善固定胃肠减压装置，防止变换体位时加重对咽部的刺激，防止胃管受压、脱出、阻塞等，保持有效减压状态。胃肠减压期原则上应禁饮和禁食，但也可根据患者意愿及病情变化，适当进饮以满足患者进食愿望。

（6）腹部按摩

行腹部按摩能缓解肠梗阻腹胀情况，但有腹腔肿瘤者禁止按摩，具体方法为患者取平卧位，双手掌根处相互叠加，在腹部肠道走向部位涂抹润肤霜后对腹部进行顺时针按摩，持续5分钟，每日3~4次。

（三）推荐意见

（1）应评估终末期肿瘤患者肠梗阻可逆及不可逆因素、治疗目标、预后及治疗方案的利弊以及患者感受。

（2）应根据梗阻位置、并发症、预后决定是否手术，预计生存期不到2个月、高龄、恶病质、腹水或肠粘连、多灶性梗阻患者不推荐姑息性手术。若生存期大于2月，可行支架植入术。

（3）应加强肠梗阻患者的口腔护理，保持口腔清洁、舒适。

（4）胃肠减压期间原则上禁饮和禁食，但也可根据患者意愿，适当进饮以满足患者进食愿望。

九、腹水

（一）背景

肿瘤相关性腹水（Ascites）是指恶性肿瘤患者出现腹腔内液体异常积聚，是终末期肿瘤患者常见症状之一。其原发病灶以消化系肿瘤最多见，可占所有患者的50.5%，其中又以胃癌（21.0%）占多数，肝癌、结直肠癌、胰腺癌次之。发生腹水后，肿瘤患者预后差，生存期在1~6月不等，仅11%患者在确诊后存活超过6个月。大量腹水导致腹压升高，引起多种不适症状，包括腹痛、恶心、畏食、呕吐、疲乏、呼吸困难等。目前治疗及护理仍以病因治疗和对症支持治疗为主，终末期肿瘤患者腹水仅行姑息性对症处理。

（二）证据

1.评估

（1）腹水检查和诊断

终末期肿瘤患者腹水应根据临床症状、影像学检查和腹水实验室分析进行诊断，从而判断腹水的性质和来源，寻找病因，为治疗提供依据。除评估腹水颜色、性状、剂量外，还应评估血清-腹水白蛋白梯度、腹水脱落细胞来源和计数、总蛋白浓度等实验室检查结果，其中血清-腹水白蛋白梯度可为利尿剂治疗提供依据。

（2）腹水症状和生活质量评估

腹水相关症状采用埃德蒙顿症状评估系统（edmonton symptom assessment system，ESAS）进行评估，终末期肿瘤患者采用腹水慢性病功能评价量表（functional assessment of chronic illness therapy-ascites index，FAC-IT-AI）评估腹水相关症状和不适，以便对症处理。

2.治疗

根据患者腹水量与身体状况，采取不同治疗策略。终末期肿瘤患者腹水主要针对引起腹水的可逆性因素进行治疗，以改善患者生活质量为主，尽量减少侵入式治疗，降低相关并发症的发生率。

（1）药物治疗

对少量、中量腹水且体能较好患者，经MDT讨论给予腹腔灌注抗肿瘤治疗。难治性腹水，预计生存期较短不推荐抗肿瘤治疗，可进行腹水引流以缓解症状。

消化道恶性肿瘤合理用药指南推荐针对因肿瘤肝转移伴门静脉高压、低蛋白血症导致的腹水首选利尿剂治疗，如螺内酯，或呋塞米联合螺内酯。不推荐对利尿剂不敏感、血清-腹水白蛋白梯度（serum albumin ascites gradient，SAAG）小于1.1克/分升的患者使用利尿剂。

（2）非药物治疗

腹腔穿刺引流的频率要根据患者症状（即腹部膨隆、呼吸急促和早饱等）、电解质、白蛋白水平综合考虑。穿刺引流即时效果明显，但症状缓解时间短暂，可能引起有效循环血量下降、低钠血症、低蛋白血症、肾功能障碍及感染等并发症，需对症处理，如为避免低蛋白血症，可适当补充蛋白。若需频繁穿刺或患者不能耐受，可留置腹腔引流管或腹腔植入式港。

3.护理

（1）病情观察

终末期肿瘤患者常因腹水产生早饱、腹部不适、呼吸急促、呼吸困难等不适症状，应密切监测腹水相关症状，观察有无加重趋势。

（2）饮食护理

建议摄入高热量、高蛋白、高维生素饮食，或服用营养补充剂。肝转移伴门静脉高压、低蛋白血症等利尿疗效显著者可予低钠饮食（钠摄入小于500毫克/天）。遵医嘱进行口服或静脉补液，生存期小于1个月的患者若能口服补液大于500毫升/天，则根据患者及家属意愿决定是否静脉补液；若其伴随腹水相关呼吸窘迫，静脉补液可小于1000毫升/天。

（3）用药护理

使用利尿药期间观察患者有无乏力、唇舌干燥、皮肤失去弹性、烦躁不安等水电解质紊乱征象。每日监测体重、记录出入量，根据患者症状密切监测钠、钾、氯等电解质，可1～3次/周。

（4）腹水引流护理

腹水引流穿刺前需排空膀胱，避免术中误伤；穿刺过程中密切监测生命体征；穿刺后用无菌敷料覆盖穿刺部位，如有渗液及时更换敷料，保持局部皮肤清洁干燥，必要时加压包扎。每次引流后可用生理盐水或125单位/毫升的肝素稀释液封管。每日记录腹水引流量、性状，保持引流管通畅。若引流后患者症状明显缓解，通过其他姑息疗法可控制腹部不适、呼吸困难、早饱等腹水相关症状，可考虑拔除腹腔引流管。

（5）中医护理

每天两次腹部按摩，以直揉、点揉或揉捏方式进行，可显著缓解腹胀。将皮硝外敷用于癌性腹水治疗取得良好效果，能够减轻腹胀,提高生活质量。

（三）推荐意见

（1）可通过体格检查、影像学检查、实验室检查评估腹水量及性质。

（2）少量、中量腹水且体能较好患者，经MDT讨论后可给予腹腔灌注抗肿瘤治疗。

（3）低蛋白血症相关腹水可首选利尿剂，可适当补充蛋白。

（4）难治性腹水患者可进行腹腔穿刺或留置腹腔引流管，应根据症状和身体状况调整穿刺放液频率及引流量。

（5）若腹水引流后患者症状明显缓解，通过其他姑息疗法可控制腹部不适、呼吸困难、早饱等腹水相关症状，可考虑拔除腹腔引流管。

十、吞咽困难

（一）背景

吞咽困难（dysphagia）是指患者下颌、口唇、舌部、软腭、咽喉、食管等器官结构和（或）功能受损，不能安全有效地将食物送进胃内的症状。吞咽困难与头颈部或上消化道肿瘤有关，常伴随营养不良、体重明显减轻和免疫功能受损，导致患者出现恶病质、感染、伤口愈合不良或死亡。

（二）证据

1.评估

吞咽困难的评估不仅是评估有无吞咽障碍，更重要的是评估吞咽安全性和有效性，以及存在的风险和程度，强调以团队合作模式进行评估。对终末期肿瘤患者根据影像学检查压迫以及受累侵犯程度进行评估，以吞咽造影检查（video fluoroscopic swallowing study，VFSS）和纤维喉内窥镜吞咽功能检查（fiberoptic endoscopic evaluation of swallowing，FEES）为诊断吞咽障碍的金标准。肿瘤压迫食管梗阻可通过钡餐造影、胃镜、头颈部增强MRI、CT和胸部增强CT等明确。患者因身体原因无法行影像学检查时，可通过反复唾液吞咽试验、洼田饮水试验等进行评估。

目前，临床采用吞咽障碍简易筛查表、进食评估问卷调查量表（the eating assessment tool-10，EAT-10）、吞咽筛查量表、多伦多床旁吞咽筛查试验（toronto bed-side swallowing screening test，TOR-BSST）、吞咽功能交流测试评分（functional communication measure swallowing，FCM）等评估。

2.治疗

对于终末期肿瘤患者吞咽困难，目前尚无有效的药物治疗，可通过以下措施改善：

（1）解除梗阻

是解决肿瘤压迫或神经侵犯导致吞咽困难的最基本手段。首先考虑是外科、放射或介入解除梗阻状态。

（2）放疗

是终末期食管癌治疗的主要方法，使用姑息性放疗可显著改善吞咽困难，但不能延长总生存期。

（3）食管内支架植入治疗

能迅速缓解吞咽困难，改善营养状况，提高生活质量，且不同肿瘤类型有不同疗效。缩窄型完全梗阻效果尤其显著，较大溃疡浸润型食管癌，支架也有很好效果，能将溃疡面完全覆盖，防止食物嵌塞，即使溃疡穿孔，支架可起阻挡作用。

（4）营养治疗

由任何原因引起吞咽障碍不能经口进食的患者，只要胃肠功能正常，肠内营养是维持营养的较好方法。鼻饲、经皮内窥镜胃造瘘置管是吞咽困难常使用解决肠内营养的方法，但需防止反流、误吸引起呼吸道感染。对消化系统梗阻特别下消化道梗阻合并吞咽困难，不适合手术及介入治疗者，首先考虑静脉营养药物维持。

3.护理

（1）病情观察

评估病史、症状评定、体格检查、实验室检查、吞咽状态及功能。

（2）营养护理

进行营养风险筛查和营养状况评估。若无禁忌证，推荐使用肠内营养。对肠内营养不能满足需求或有禁忌证的，可选择部分或全肠外营养。

（3）吞咽功能训练

①发音训练：先从单音单字开始训练，嘱患者张口发"a"音，接着指导患者嘴唇向两侧运动，发"yi"音，最后闭口后双唇突出发"wu"音，尽可能延长发音时间，并用力张口发音，每字每次训练2遍，每次10分钟，上午和下午进行。

②吞咽肌群训练：首先让患者做鼓腮、吹气球、咬牙、微笑等动作，接着让患者伸舌，舌尖用力向各方向活动，上、下午各做一次，每次10分钟。

③咳嗽训练：采用经鼻呼吸法练习，嘱患者深吸

气，并憋气5秒后咳嗽，再呼气，上午和下午各做1次，反复循环。

④冰刺激：患者取坐位或半坐卧位，嘱其张嘴，用冰凉的棉签轻轻刺激软腭、腭弓4舌根及咽后壁，接着做3次空吞咽动作，每日三餐前各做1次，每次10分钟。

⑤摄食训练：在进行训练时使患者头部保持前倾，取半坐卧位，选择柔软、有一定黏性、易于咀嚼的食物进行训练，由少量喂食逐渐递增，最后保持适量。

（4）运动护理

指导患者采用腹式呼吸训练、缩唇呼吸训练、主动循环呼吸训练。但禁用于临床病情不稳定、感染尚未控制者。

（5）心理护理

主要包括支持性心理治疗、认知行为治疗、松弛疗法，通过心理干预改善或消除患者的负面心理，使其重建信心，积极配合治疗。

（三）推荐意见

（1）可采用洼田饮水试验及量表进行评估。

（2）应对患者进行营养风险筛查及营养评定，制定适合患者的营养支持方案。

（3）可采用放射或介入治疗解除梗阻。

（4）可采用发音训练、吞咽肌群训练、咳嗽训练、冰刺激、摄食训练缓解吞咽困难。

十一、呼吸困难

（一）背景

呼吸困难（dyspnea）是患者主观感受到呼吸不畅，常表现为不同性质和不同程度的缺氧、胸闷及呼吸费力。严重时可出现张口呼吸、鼻翼扇动、端坐呼吸甚至发绀，需呼吸肌辅助参与呼吸运动，并可有呼吸频率、深度与节律的改变。若最大程度病因治疗后，依然存在呼吸困难，则称慢性呼吸困难，又称难治性呼吸困难。呼吸困难是肿瘤患者常见的症状之一，占终末期肿瘤患者的20%~70%。呼吸困难是多种因素相互作用的结果，包括生理、心理、社会和环境因素，并可引起继发性生理和行为反应。终末期肿瘤患者的乏力、焦虑、抑郁等会使呼吸困难进一步加重，导致躯体功能受限，生活质量下降，同时增加家庭成员照护负担。

（二）证据

1.评估

患者的自我报告是评估呼吸困难严重程度的金标准。

评估内容除了患者症状、体征、呼吸困难的发作频率、诱发因素等外，还应评估呼吸困难对患者生活质量的影响，如身体活动、自理能力、心理状态和社会生活水平等。对不能自我报告呼吸困难患者，评估其生命体征等客观情况有助于确定呼吸困难的严重程度和潜在病因。

可采用量表对终末期肿瘤患者呼吸困难进行辅助评估。常用工具包括呼吸困难数字分级法（numerical rating scales，NRS）、呼吸困难视觉模拟法（visual analoguescales，VAS）、改良 Borg 量表（modified borg scale，MBS）、改良版英国医学研究会呼吸困难量表（modified british medical research council，mBMRC）等。

（1）NRS用来测量患者的呼吸困难强度或痛苦，呼吸困难程度由0~10的数字依次表示。0分表示无呼吸困难，10分表示极度呼吸困难，由患者自主选择一个最能代表其呼吸困难程度的数字。

（2）VAS用于测量患者呼吸困难的感知强度，可作为初步评估、监测病情进展及评估治疗效果的辅助工具。一般可使用一条0~100mm的直线，每条线的两端分别用"无呼吸困难"和"极度呼吸困难"进行标记。受试者在最能描述其呼吸困难强度的点上标线。

（3）MBS是评估呼吸困难程度的一种常用工具，将呼吸困难的言语描述词指定为0～10的数字值。患者选择最能描述目前呼吸困难的言语描述词，对应的数值越大，呼吸困难越严重。

（4）mMRC用于评估呼吸困难对日常活动的影响，容易操作且与患者的呼吸困难主诉具有较好的相关性。将呼吸困难程度分为0～4级，0级表示只有剧烈活动时，才感受到呼吸困难，4级表示因呼吸困难，以至于不能离开家，或在穿衣服或者脱衣服的时候出现呼吸困难。每个呼吸困难评级代表对应的分数，最低0分，最高4分，评分越高，呼吸困难越严重。

2.治疗

原则：先纠正可逆因素和病因治疗，效果不佳时再行对症治疗。

（1）药物治疗

①根据2021年发布的ASCO《终末期肿瘤患者呼吸困难管理指南》，2015年ESMO发布的《终末期肿瘤患者呼吸困难治疗临床实践指南》，当终末期肿瘤患者常规药物治疗无法缓解严重呼吸困难时，可给予阿片类药物；如果伴有焦虑，可给予苯二氮䓬类药物等。应从小

剂量开始，注意适应证和禁忌证。

②癌性淋巴管浸润、放射性肺炎、上腔静脉阻塞综合征等引起的呼吸困难，可用糖皮质激素，要动态评估用药效果及预后，关注不良反应。

③NCCN安宁疗护临床实践指南中指出由呼吸道分泌物过多引起的呼吸困难可用抗胆碱能药物，应注意药物的不良反应。

（2）非药物治疗

①增加空气流动：手持风扇或开窗通风，有助缓解患者活动或休息时的呼吸困难。

②氧疗：2021年，欧洲肿瘤内科学会发布的《终末期肿瘤患者呼吸困难管理指南》中指出血氧饱和度小于90%的呼吸困难患者，可鼻导管或呼吸机给氧。

③无创通气：对严重慢性呼吸困难的肿瘤患者，尤其是急性高碳酸血症呼吸衰竭患者，可考虑无创通气。

④其他措施：呼吸放松训练、放松疗法、分散注意力、冥想、物理疗法、音乐疗法和穴位按压等。

3.护理

（1）病情观察

观察患者呼吸的频率、深度和节律以及患者是否存在缺氧、表情痛苦和鼻翼扇动。监测患者血氧饱和度。

（2）环境护理

保持病房环境舒适、温湿度适宜，每天进行开窗通风。特别是在患者发生难以控制的呼吸困难时，开窗通风或手持风扇可增加空气流通。

（3）用药护理

遵医嘱正确给予阿片类药物，密切观察用药后效果和不良反应。

（4）体位护理

协助患者选择合适体位，如采取直立位、侧卧位、身体前倾等体位，有助减轻患者的呼吸困难，增加舒适感。使用拐杖等助行器，协助患者在床边适量走动，提高运动耐力，将日常用品放置于患者触手可及处，以控制耗氧量。

（5）营养管理

进食高营养、高蛋白、清淡易消化饮食，少食多餐，避免便秘。

（6）呼吸管理

①氧疗护理：因缺氧引起的呼吸困难应进行氧疗。注意观察呼吸困难减轻，呼吸频率减慢、发绀减轻、心

率减慢、活动耐力增加等疗效指标。

②无创机械通气护理：注意监测患者的心率、血压、睡眠质量及意识状态，及时清理患者呼吸道分泌物，保持呼吸道通畅。同时采取必要的预防措施保护患者的面部免受压伤，鼓励患者主动报告不适状况，并及时调整。

③呼吸训练：提供有关呼吸训练技巧，包括缩唇呼吸、腹式呼吸和横膈膜呼吸，改善呼气流量，减少辅助肌肉的使用，使呼吸频率正常化。

（三）推荐意见

（1）患者的主诉是评估呼吸困难的金标准，对不能自我报告者，评估生命体征有助确定呼吸困难严重程度和潜在病因。

（2）可使用呼吸困难数字分级法和改良版英国医学研究会呼吸困难量表对患者的呼吸困难进行评估。

（3）终末期肿瘤患者发生严重慢性呼吸困难时，可口服阿片类药物。

（4）终末期肿瘤呼吸困难患者可使用小风扇缓解呼吸困难，对血氧饱和度小于90%，可使用鼻导管或呼吸机给氧，并监测血氧饱和度。

（5）应鼓励患者进行自我管理，教会患者缓解呼吸困难的策略，如适量走动、改变体位、分散注意力等。

十二、咳嗽、咳痰

（一）背景

咳嗽（cough）是延髓咳嗽中枢受刺激后产生的防御性神经反射，具有清除呼吸道异物和分泌物的保护性作用。痰液是气管、支气管的分泌物或肺泡内的渗出液，借助咳嗽将其排出称为咳痰（expectoration）。咳嗽按持续时间分为3类：急性咳嗽（小于3周）、亚急性咳嗽（3~8周）、慢性咳嗽（大于8周）。咳痰按性质分为干咳与湿咳，通常以每天痰量大于10毫升作为湿咳标准。

约37%晚期肿瘤患者会发生慢性咳嗽，其中38%会由中度发展至重度。在肺癌和头颈部肿瘤中咳嗽发生率高达90%。不仅可致睡眠质量下降、肌肉疲劳、尿失禁、呕吐、疼痛等躯体症状，还会发生焦虑、恐惧等精神心理症状，严重影响患者生活质量。

（二）证据

1.评估

详查病史和体检，评估咳嗽类型、诱发因素及对生活质量的影响确定咳嗽病因。同时应筛查与咳嗽相关的其他症状如恶心、呕吐、疼痛、失眠、体重减轻、食欲不振、呼吸困难，以及咳嗽的特征和频率。若不明确时，应结合影像学等其他检查。还应评估痰液咳出的难易程度、颜色、性质、量、气味和有无异物等。

采用相关评估工具。2021年《肺癌相关性咳嗽诊疗中国专家共识》及多项系统评价指出，评估咳嗽严重程度可用咳嗽程度视觉模拟量表（visual analogue scale，VAS）和咳嗽数字分级评估量表（numerical rating scales，NRS）。其中，VAS是由患者根据自己的感受在标记0~10 cm的直线上划记相应刻度以表示咳嗽的程度，也可采用0~100 mm标记。NRS是将咳嗽严重程度用0~10的数字依次表示。0分表示无咳嗽，10分表示剧咳。1~3分表示轻度咳嗽，不影响睡眠；4~6分表示中度咳嗽，轻度影响睡眠；7~9分表示重度咳嗽，不能入睡或睡眠中咳醒；10分表示剧咳，由患者自己选择一个最能代表咳嗽程度的数字。

此外，《肺癌相关性咳嗽诊疗中国专家共识》及多项系统评价指出，评估咳嗽后相关生活质量可使用莱切斯特咳嗽问卷（leicester cough questionnaire，LCQ）和咳嗽特异性生活质量问卷（cough quality of life questionnaire，CQLQ）。LCQ共包括3个维度，即生理维度、心理维度和社会维度，共19个条目。各条目采用Likert 7级评分法，总分为各维度平均分之和，为3~21分。问卷得分越高，说明受咳嗽影响越小，生活质量越高。CQLQ包括了躯体症状、社会心理、功能能力、情绪状况、极端躯体症状及个人安全恐惧6个方面28个条目，总分从28分到112分，得分越高，表示患者的生活质量越差。

2.治疗

原则：正确区分干咳与湿咳，前者侧重镇咳治疗，后者侧重祛痰治疗。

（1）药物治疗

2013年，国际临终关怀和姑息治疗协会（international association for hospice & palliative care，IHPAC）发布的《IHPAC姑息治疗手册（第3版）》（*the iahpc manual of palliative care*（3rd Edition））中明确指出，当患者发生干咳时，可用外周性镇咳药如局部麻醉药，或中枢性镇咳药如阿片类药物。当患者发生湿咳时，可用祛痰类药物，如黏痰溶解剂或黏液稀释剂等；若有支气管痉挛，可用支气管扩张剂，如沙丁胺醇、异丙托溴铵；若为感染引起的咳嗽，可用抗菌药物。对不明原因的慢性咳嗽，患者有阿片类药物禁忌证或其他原因时，可用加巴喷丁或普瑞巴林替代阿片类药物。

（2）非药物治疗

常用的方法有饮食指导、机械吸痰、体位引流、胸部叩击、心理教育、运动干预等。对肺癌晚期患者，咳嗽无力又伴大量痰液，易发生痰阻窒息，常用机械吸痰吸出痰液，促进患者舒适。

3.护理

（1）病情观察

观察和记录咳嗽发生与持续时间、规律、性质、程度、音色、伴随症状、与气候变化的关系；观察咳嗽或引流痰液的总量、颜色、性质、性状。

（2）环境护理

提供安静、舒适的病室环境，室内空气清新、洁净，维持温度（18℃~20℃）和湿度（50%~60%），室内禁止摆放鲜花等易引起呼吸道过敏反应的物品，定时开窗通风30分钟，有呼吸道传染性疾病的患者应做好消毒防护。

（3）用药护理

遵医嘱予药物治疗，密切关注药物的疗效及不良反应，根据药物性质进行药物管理：多痰患者禁用可待因，防止因抑制咳嗽反射而使痰液阻塞呼吸道，或继发感染而加重病情。服用羧甲司坦时应避免同时应用强力镇咳药，以免稀化的痰液堵塞呼吸道。

（4）饮食护理

应给予高热量、高蛋白饮食，多吃水果蔬菜，适当增加维生素的摄入，尤其维生素C和维生素E，多次少量饮水，如患者无心、肾功能疾病，鼓励每天饮水量为1.5~2升。

（5）呼吸训练

指导患者进行缩唇呼吸以及腹式呼吸，告知患者尽量保持安静并充分放松心情与身体。缩唇呼吸锻炼的具体方法为用鼻腔吸气，然后缩唇（鼓腮缩唇）利用口腔呼气，呼气过程需缓慢，呼气时间是吸气时间的2~3倍；腹式呼吸锻炼时，左右手分别放在胸前以及肋下上腹部，吸气时右手随腹部膨隆抬起，呼气时随腹部塌陷，右手给予腹部一定的压力以促进膈肌恢复。

（6）胸部叩击

适用于长期卧床、体力衰弱、排痰无力的终末期肿瘤患者，伴有咯血、低血压、肺水肿等，以及肿瘤骨转移侵犯胸椎、肋骨等易出现病理性骨折症状的患者禁用。具体方法为帮助患者翻身侧卧或扶起靠坐，叩击者两手手指弯曲并拢，使手掌呈杯状，以腕部力量，从肺底部自下而上，由外向内，迅速而有节律地叩击胸壁。每一肺叶叩击1~3分钟，每分钟叩击120~180次。借助合适体位可有助于排痰。

（7）气道湿化

适用于痰液黏稠不易咳出者。气道湿化的注意事项：①治疗后要帮助患者翻身、拍背，及时排出痰液，尤其是体弱、无力咳嗽者。②湿化时间不宜过长，一般以10~20分钟为宜。③一般将湿化温度控制在35~37℃，④按规定消毒吸入装置和病房环境，严格无菌操作，加强口腔护理。⑤对于胸闷、气促加重，血氧饱和度低的患者，给予患者超声雾化吸入时可提高吸氧浓度或改用氧气驱动的喷射式雾化吸入。

（8）机械吸痰

适用于痰液黏稠无力咳出意识不清或建立人工气道

者。可根据情况与患者及家属沟通后进行。注意每次吸痰时间小于15秒，两次间隔时间大于3分钟。在吸痰前后提高氧浓度。

（三）推荐意见

（1）可采用咳嗽程度视觉模拟量表和数字分级评估量表评估终末期肿瘤患者咳嗽程度。

（2）应密切观察患者咳嗽、咳痰的情况，详细记录痰液的颜色、性质、量，并正确留取痰液标本送检。

（3）若患者发生干咳，可用外周性镇咳药如局部麻醉药或中枢性镇咳药如阿片类药物。若患者发生湿咳，可用祛痰药，如黏痰溶解剂或黏液稀释剂等。

（4）可为患者提供胸部叩击等护理。

（5）可鼓励患者进行呼吸功能锻炼。

十三、睡眠障碍

（一）背景

睡眠障碍（somnipathy）是指睡眠质量不正常以及睡眠中出现节律异常的表现，也是睡眠和觉醒正常节律性交替紊乱的表现，包括失眠，睡眠效率低，早醒进而入睡困难，过度嗜睡以及与睡眠有关的运动或呼吸紊乱。终末期肿瘤患者睡眠障碍发生率为24%~59%，有报道甚至达到95%。失眠（insomnia）是终末期肿瘤患者最常伴随的症状之一，可能影响50%~75%患者的生活质量。躯体症状、不良睡眠行为和环境因素可能加剧睡眠障碍。改善睡眠质量能使疲劳、不良情绪及患者整体生活质量得到改善。

（二）证据

1.评估

（1）评估内容

①睡眠质量：包括主观睡眠质量、睡眠潜伏期、睡眠持续性、习惯性睡眠效率、睡眠紊乱、使用睡眠药物、日间功能障碍。

②失眠及严重程度：是否存在失眠，严重程度如何。

③白天嗜睡：是否有白天嗜睡及严重程度。

（2）评估工具

①匹兹堡睡眠质量指数量表（pittsburgh sleep quality index，PSQI）：简单易用，与多导睡眠脑电图测试结果有相关性，是经典睡眠质量评估工具。量表由7个组成部分19个自评条目构成，7个维度包括睡眠质量、睡眠潜伏期、睡眠持续时间、睡眠效率、睡眠紊乱、使用

睡眠药物和日间功能障碍。每个维度按0～3分计算，累积各成分得分为PSQI总分，范围0～21分，得分越高表示睡眠质量越差，得分大于等于5分为睡眠障碍。

②失眠严重程度指数（insomnia severity index，ISI）：是一个简短的自我报告的睡眠评估工具，主要评估失眠的严重程度。ISI包括有7个条目，每个条目有5个备选答案，按0～4分进行评定，总分为28分，分数越高失眠越严重。

③Epworth嗜睡量表（epworth sleeping scale，ESS）：评估白天嗜睡程度。ESS分0～3分4个等级，0分表示从不打瞌睡；1分表示轻微嗜睡；2分表示中度嗜睡；3分表示重度嗜睡。

④多导睡眠监测（Polysomnography，PSG）：是国际公认的睡眠客观评估的金标准。多导生理参数睡眠监测能够对睡眠障碍临床表现进行全面客观的评估。主要包括脑电（分析睡眠结构）、眼电、下颌肌电、口鼻气流和呼吸动度、心电、血氧、鼾声、肢动、体位等多个参数。

2.治疗

（1）药物治疗

对严重睡眠障碍的患者，联用不同机理的药物协同镇静；合并疼痛的患者联合使用镇痛药物；合并抑郁时联用抗抑郁药，抗抑郁药米氮平可提高肿瘤患者夜间睡眠总质量；合并精神障碍时合用抗精神异常药。门诊患者、住院轻度睡眠障碍患者可优先选择口服给药、口腔喷雾给药；住院严重睡眠障碍患者的给药途径根据病情选择肌内注射、静脉注射或患者静脉自控镇静（patient-controlled sedation，PCS）。

①镇静催眠药

苯二氮䓬类：包括咪达唑仑口服液、阿普唑仑片剂、艾司唑仑片剂、地西泮片剂或者针剂、咪达唑仑针剂等。这类药物与药物依赖、滥用及戒断相关，对服药患者，需每隔 1 ~ 3 个月评估 1 次，以确定是否继续服用；注意妥善储存药物，放在儿童、智障人员、有自杀倾向患者不能获取处。

巴比妥类：合并中枢神经系统症状（如癫痫）时可以使用苯巴比妥钠、异戊巴比妥，在镇静的同时控制中枢神经系统症状。

吩噻嗪类：氯丙嗪或异丙嗪。对生命期望值小于数周的终末期肿瘤患者可考虑氯丙嗪或异丙嗪，作用时间较长，可单次静脉或肌内注射给药。

丁酰苯类：氟哌利多、氟哌啶醇。作用时间较长，可单次静脉或肌内注射给药。

新型镇静催眠药：相对选择性 α_2-肾上腺素受体激动剂右美托咪定，通过激活蓝斑中肾上腺素 α_2 受体即内源性途径促进睡眠，类似于自然睡眠，是终末期肿瘤患者非常适宜的镇静药物，尤其是合并谵妄的患者，可以选择滴鼻、静脉注射给药。

②静脉麻醉药丙泊酚：镇静效果良好，但持续时间短，需要持续泵注，有呼吸支持条件的终末期肿瘤患者才可以使用，注意监测包括血氧饱和度在内的生命体征，有条件者可监测多导睡眠图或脑氧饱和度。

③抗抑郁药：部分抗抑郁药有镇静催眠作用，如曲唑酮是一种具有镇静催眠作用的抗抑郁药，5-羟色胺拮抗剂，可有效治疗失眠障碍。

④褪黑素：部分晚期肿瘤患者易于出现睡眠节律紊乱，夜间难以入睡，白天嗜睡，褪黑素可能有效。

（2）非药物治疗

①认知行为疗法（cognitive-behavioral therapy，CBT）：包括睡眠限制、刺激控制、认知重组、放松训练和教育，可改善患者睡眠质量，尤其是对患有昼夜节律

紊乱、失眠以及因睡眠时间不足导致嗜睡的患者有效。

②其他：研究表明，经颅电刺激或采用光照疗法结合药物（褪黑素、哌醋甲酯）联合治疗能明显改善睡眠质量。

（3）中医治疗

使患者放松，加速血液循环，缓解睡眠障碍，并因此缓解终末期肿瘤患者的疲乏。针刺治疗穴位取百会、神庭、印堂及双侧神门、足三里、三阴交穴；灸法治疗取神阙、关元穴，每日治疗1次，治疗2周。

3.护理

（1）病情观察

观察患者睡眠质量，失眠及严重程度、白天嗜睡及严重程度等。

（2）用药护理

熟悉所用镇静安眠药疗效及不良反应，定时查看患者，防止药物过量带来的不良后果。

（3）环境护理

提供适宜睡眠环境（温度、湿度、光线、床单位），睡前减少手机等电子产品的使用，避免强光刺激。

（4）心理护理

心理疏导，减少焦虑；应对能力差的患者，给予正念减压疗法。

（5）运动护理

鼓励患者根据身体耐受情况进行适当的有氧/抗阻运动，如步行、气功、太极拳、床上运动；鼓励患者静心冥想，行渐进性肌肉放松，偏好瑜伽者可选择低/中等强度瑜伽锻炼。

（三）推荐意见

（1）定期采用匹兹堡睡眠质量指数量表、失眠严重程度指数、Epworth 嗜睡量表和多导睡眠监测（PSG）或睡眠体动记录仪对终末期肿瘤患者进行睡眠质量评估。

（2）针对病因采用药物治疗、非药物疗法及多模式整合方法帮助患者重建睡眠周期。对严重睡眠紊乱的终末期肿瘤患者，推荐持续镇静，以减轻临终前的睡眠障碍及其他心理痛苦。

（3）对严重睡眠障碍的患者，推荐联用不同机理的药物协同镇静，以增强镇静效果，减少不良反应。

（4）对患者进行心理疏导，给予正念减压疗法及认知行为干预，指导患者根据身体情况进行适当的有氧/抗阻运动，如步行、气功、太极拳、床上运动；提供适宜睡眠环境（温度、湿度、光线、床单位）。

十四、谵妄

（一）背景

谵妄（delirium）是一种急性的、可逆性的意识混乱状态，以波动性意识障碍、注意力不集中、思维紊乱或意识水平变化为特征，实质是一种急性脑功能障碍的临床综合征。谵妄是终末期阶段常见的一种精神症状之一，是一种短暂的（数小时至数天）、通常可以恢复的、以认知功能损害和意识水平下降为特征的脑器质性综合征，症状随时间变化而波动。阿片类药物的使用、感染、睡眠障碍等是导致患者谵妄的重要危险因素。谵妄可分为激越、淡漠或混合型，临床表现各异。在安宁疗护病房死亡的患者中有90%发生谵妄。对谵妄发作的有效识别、评估和管理有助于谵妄及时干预及治疗，改善预后。

（二）证据

1.评估

（1）评估内容

谵妄很容易被漏诊，应对谵妄危险因素进行分析并预测是否可能出现谵妄。对住院终末期肿瘤患者，至少每日观察1次患者近期在认知、躯体功能或行为方面是否发生改变或波动，如有任何改变，应进一步进行评估并明确诊断。

（2）评估工具

①记忆谵妄评定量表（memorial delirium assessment scale，MDAS）是终末期肿瘤患者谵妄评估最适宜工具。

②谵妄评定量表-98修订版（delirium rating scale-revised-98，DRS-R-98）、针对谵妄严重程度的新的意识模糊评估法（confusion assessment method -based scoring system，CAM-S）也可用于终末期肿瘤患者中。根据简单版本CAM-S的评分情况可将谵妄分为轻度（1分），中度（2分）及重度谵妄（3~7分）。

③谵妄分型：根据谵妄主要临床表现可将谵妄分为以下3个亚型。高活动型/躁狂型：主要表现为不安、多动、大声喊叫、恐惧和易怒。低活动型/淡漠型：表现低水平的活动、言语和警觉性；冷漠、退缩和嗜睡。混合型：上述两种谵妄类型交替出现，反复波动。

2.治疗

（1）药物治疗

①低活动性谵妄：无妄想及无知觉障碍，可以采用哌醋甲酯改善认知能力。

②高活动型/躁狂型谵妄：推荐使用奥氮平、利培酮、喹硫平、阿立哌唑和氟哌啶醇等神经安定药控制。对于轻至中度的谵妄患者，不推荐使用氟哌啶醇或利培酮。对终末期肿瘤合并谵妄的患者，推荐先从小剂量开始给药，逐渐滴定。

③合并疼痛的谵妄：推荐在控制疼痛的基础上控制谵妄。对阿片类药物相关谵妄，可将阿片类药物替换为美沙酮。

④合并焦虑的患者，可以同时采用苯二氮䓬类药物镇静和抗焦虑。

⑤终末期肿瘤患者如存在难治性谵妄，需结合患者清醒时的意愿，在与患者家属充分沟通和知情同意的情况下，对于最后几小时或几天内出现的与谵妄有关的令人痛苦的躁动，可联合右美托咪定进行姑息性镇静治疗。

（2）非药物治疗

①识别与处理诱发因素：如疼痛、睡眠剥夺或节律紊乱、感染等，应尽可能纠正可逆的促发因素。对低活

动型/淡漠型谵妄多数不主张药物治疗，以纠正病因为主，防止躁狂症状发生。对急性出现的高活动型/躁狂型谵妄应尽快控制症状，以免出现患者及家属的损伤。

②检查患者当前用药情况，对可能导致谵妄症状发作的药物停药处理或给予替代药物。

③对患者支持对症处理，全身情况好转的情况下，谵妄可得到改善。

④其他措施：音乐治疗、按摩等。

3.护理

（1）病情观察

观察患者在认知、躯体功能或行为方面的改变或波动。熟悉所用镇静药起效时间、持续时间及不良反应，定时查看患者，防止药物过量或漏服带来的不良后果。

（2）环境管理

保持病房安静、光线柔和、温湿度适宜，降低环境音量。房间内摆放对患者具有特殊意义或喜欢的物品，如纪念照片、书画作品等，不改变房间摆设，以免引起不必要的注意力转移。

（3）维持定向力

病房内配有时钟、日历，选择有窗户、可看到户外的房间，通过言语告知和解释，如告知地点、时间、事件等，维持终末期肿瘤患者的定向能力。

（4）认知刺激

安排患者熟悉且相对固定的医务人员及家庭成员参与照护及陪伴。鼓励家人、朋友白天分批次、定期探访。有视觉和听觉损害的患者使用助视或助听工具。通过回忆、益智游戏、写日记等，提高患者认知水平。对视/听力障碍患者，将眼镜、助听器等辅助工具置于可及处。避免感知觉过度刺激，尤其在夜间。

（5）促进生理性睡眠

尽可能避免在睡眠时间进行医疗护理操作。减少夜间噪声，有需要者可提供耳塞。可根据需要给予非药物助眠措施。

（6）安全管理

患者体力允许，鼓励其主动或被动运动，必要时使用辅助工具。尽量少用物理约束，保护性约束仅在激越型谵妄患者躁动不安时酌情使用。对于姑息镇静的谵妄患者，需密切关注患者的症状、痛苦减轻程度、意识状态以及潜在的安全隐患。存在激越行为时，应由熟悉的人对患者进行安慰、抚触以及言语引导。

（三）推荐意见

（1）对住院终末期肿瘤患者，每日观察至少1次患者在认知、躯体功能或行为方面有无改变，可使用MDAS、DRS-R-98、CAM-S评估谵妄。

（2）及时识别与处理患者的谵妄促发因素，对有谵妄高危因素的患者，推荐采取预防谵妄的措施。

（3）对低活动型/淡漠型谵妄以纠正病因治疗为主。推荐用奥氮平、利培酮、喹硫平、阿立哌唑和氟哌啶醇等神经安定药控制高活动型/躁狂型谵妄。对既无妄想又无知觉障碍的低活动性谵妄，推荐哌醋甲酯改善认知能力。对阿片类药物相关的谵妄，推荐将阿片类药物替换为美沙酮镇痛。

（4）姑息性镇静适用于临终难治性谵妄，在充分沟通和知情同意的情况下使用，尊重患者意愿。

（5）减少环境刺激，维持患者的定向力，安排患者熟悉且相对固定的医务人员及家庭成员参与照护及陪伴，防止认知功能损害，避免夜间过度刺激。

（6）尽量少用物理约束，激越型谵妄患者躁动不安时酌情使用保护性约束，存在激越行为时尽量减少潜在的安全隐患。

十五、癌性伤口

（一）背景

癌性伤口也称恶性肿瘤伤口（malignant fungating wounds，MFW），是恶性肿瘤通过瘤细胞皮下转移侵犯上皮组织并破坏其完整性，或浸润皮肤、血液和淋巴导致皮肤溃疡性损伤、产生蕈状物，若瘤细胞转移和浸润持续发展可引起组织坏死。MFW现患率为10%~14%，肿瘤转移患者的发生率为5%~10%，且常发生于生命阶段的最后6~12个月。终末期肿瘤患者身体耐受性差，MFW愈合难度大，甚至无法愈合，同时还会出现日益加重的疼痛、气味、感染、渗液和出血等症状，加之肿瘤本身的疾病进展，严重影响患者身心健康，也加重照顾者的心理负担。

（二）证据

1.评估

由于恶性肿瘤的疾病特点，癌性伤口通常很难愈合，应评估气味、疼痛、渗液、瘙痒和出血5个"核心"症状。可采用自评和他评工具进行评估。

（1）自评工具包括伤口症状自评问卷（wound symptoms self assessment chart，WoSSAC），适用于评估癌性

伤口症状及对心理社会的影响，是针对癌性伤口的特异性评估工具，且可动态记录患者状态；癌性伤口评估工具（malignant fungating wound assessment tool，MFWAT）为多维度评估工具，全面测量主观及客观指标，能反映伤口的真实情况。

（2）他评工具包括Grocott癌性伤口气味评估标准、多伦多伤口症状评估系统（toronto symptom assessment system for wounds，TSAS-W）、霍普金斯创伤评估工具（hopkins wound assessment tool）、舒尔茨癌性伤口评估工具（schulz malignant fungating wound assessment tool）等。

2.治疗

鉴于癌性伤口的复杂性，需构建多学科整合医学管理团队来优化患者的预后，解决患者的需求和顾虑。

（1）局部治疗

局部伤口治疗应遵循DIME原则：

①清除坏死组织（debridement，D）：清创方法取决于癌性伤口的特点，包括疼痛程度、有无感染、渗出量多少、累及组织和患者个人意愿等。不建议选用容易导致伤口出血的机械性清创，一般选用自溶性清创，对脱落的坏死组织可选用保守锐性清创方法来加快坏死组织

的清除。

②控制炎症反应和感染（inflammation/infection control, I）：出现炎症反应时，评估和缓解持续炎症，包括考虑使用抗炎药。若癌性伤口出现局部感染，使用局部抗菌剂（银、碘、聚六亚甲基双胍[PHMB]、氯己定、亚甲基蓝/结晶紫、表面活性剂）治疗局部感染，若出现全身感染可考虑使用全身抗菌药物治疗深部组织和周围组织感染。

③维持伤口湿度平衡（moisture balance, M）：面对癌性伤口渗液量大的特点应选择适合的敷料管理伤口渗液，可选用高吸水性材料、泡沫、藻酸钙、亲水纤维等维持伤口湿度平衡，使患者保持舒适。

④边缘效应（edge-non-healing treatment, E）：癌性伤口内的细胞存在老化现象，炎症反应长时间影响伤口愈合，成纤维细胞和角质细胞的正常程序化凋亡受到抑制导致表皮移行障碍。需采用电刺激、高压氧疗、生长因子等积极的治疗手段，根据具体情况选择相应治疗方案。

（2）全身治疗

终末期肿瘤患者伤口不以治愈为目的，可行手术、化疗和放疗等姑息性治疗。①手术：少数伤口可行外科治疗，但常因感染、出血等原因使手术难以实施。②化疗：取决肿瘤敏感性，一定程度上可减小瘤体积。

③放疗：可减小瘤体，控制渗液、出血和缓解疼痛。瘤体缩小，边缘可愈合。

3.护理

终末期肿瘤患者的癌性伤口护理以减轻症状，促进舒适和维护尊严为目标。基于症状管理的癌性伤口护理模式 HOPPES，即出血（haemorrhage）、恶臭（odour）、疼痛（pain）、瘙痒（puritus）、渗液（exudate）和体表生物负荷（superficial bioburden），针对每种症状提供伤口护理策略。

（1）伤口清洗

对控制癌性伤口的局部症状非常重要。伤口清洗液推荐生理盐水，不推荐消毒液，伤口有大量坏死组织及异味时考虑用甲硝唑、双氧水等清洗溶液。彻底的伤口清洗有利于去除坏死组织、减少细菌数量、减轻局部气味，且轻柔清洗可减轻疼痛和出血；清洗后吸干创面也可延长敷料使用时间。使用保持皮肤水分的敷料，如水凝胶片、皮质醇等，可缓解皮肤瘙痒。

（2）控制局部出血

清除伤口坏死组织，避免锐性清创，可选择自溶清创；清洁伤口时用轻柔冲洗代替擦拭；避免干燥敷料粘贴在伤口床上；可选择非黏性或软聚硅酮类敷料覆盖伤口；伤口出血用纱布棉垫按压止血，也可选择止血外科海绵覆盖伤口止血。

（3）疼痛管理

正视患者疼痛，指导合理使用止疼痛药物，定期、规范接受疼痛评估和个体化疼痛管理计划，并选择合适时机进行换药操作。

（4）控制气味

伤口气味明显异常与多种厌氧菌定植有关，清除坏死组织、控制感染是去除癌性伤口气味的基础步骤，控制方法包括：口服甲硝唑、局部甲硝唑湿敷以及使用高级敷料（包括蜂蜜敷料、银离子敷料、活性炭敷料等）或局部使用防腐剂。需根据气味产生的原因，进行效果、价格等多重比较后选择最佳护理措施。

（5）渗液管理

应选择合适敷料控制渗液，避免伤口过度潮湿或干燥，例如泡沫、藻酸盐、亲水纤维等，并确保敷料吸收饱和时及时更换敷料。

（6）营养支持

癌性伤口引起的大量渗出可致机体蛋白质的丢失，营养治疗护理方案应由有营养师参与的多学科团队共同制定，且需满足不同患者的个性化需求和营养目标。

（三）推荐意见

（1）应使用标准化和全面的伤口评估工具，且考虑该工具对临床医护人员和患者的适用性。

（2）构建多学科整合管理团队，进行综合和个性化管理计划，评估并解决患者的需求和顾虑。

（3）癌性伤口以症状管理为核心，建议采用HOPPES癌性伤口护理模式，并尊重患者和家属的意愿，对每种症状提供常用的局部伤口个性化护理策略。

十六、压力性损伤

（一）背景

压力性损伤亦称压疮（pressure ulcers），是指压力或压力联合剪切力导致的局部皮肤和/或下层组织损伤，通常发生在骨隆突处，但也可能与医疗器械或其他物体有关。压力性损伤的发生不仅局限于体表皮肤，也可发生在黏膜上、黏膜内或黏膜下。终末期肿瘤患者由于不同程度低蛋白血症、消耗性营养不良、疼痛、躯体移动障碍、皮肤弹性及抵抗力减弱，同时翻身受限、强迫体位、镇静等因素，增加了发生压力性损伤的风险。

（二）证据

1.评估

（1）风险评估

终末期肿瘤患者常用的压疮风险评估量表有Braden量表、Hunters Hill量表。Braden量表从患者感觉、移动、活动能力和影响皮肤耐受力的3个因素（皮肤潮湿、营养状况、摩擦和剪切力）的6个方面进行评估，为应用最广泛的压疮风险评估量表，具有较好信效度。Hunters Hill量表针对终末期肿瘤患者皮肤脆弱的特点，在Braden量表中增加了床上活动度的分量表。

（2）压力性损伤分类评估

采用2019年《国际压疮临床防治指南》进行分类评估，主要将压力性损伤分为四期和两个特殊类型分期。1期：皮肤完整，局部区域有指压不变白的红斑。2期：部分皮肤缺失，伴有真皮层暴露。3期：全层皮肤缺失，可见皮下脂肪，但未见骨骼、肌腱或肌肉。4期：全层皮肤缺失，溃疡处可见或可直接触及筋膜、肌肉、肌腱、韧带、软骨或骨骼。不可分期，全层皮肤和组织缺失，由于被腐肉或焦痂覆盖，无法确定组织损伤程度。如果清除腐肉或焦痂，就会显示3期或4期的压力性损伤。深部组织损伤期，皮肤完整或部分缺失，局部区域有持续不褪色的深红色、栗色、紫色改变。表皮分离后暴露暗色的伤口床或充血性水疱。这种损伤是由于骨—肌肉交界面受到强烈和/或长时间压力和剪切力造成。如果可见坏死组织、皮下组织、肉芽组织、筋膜、肌肉或其他底层结构，表明是全层压力性损伤（不可分期、3期或4期）。

2.治疗

（1）药物治疗

怀疑伤口感染，应行伤口分泌物检查，使用局部抗菌剂控制微生物负荷，并定期进行清创。对于有全身感染临床证据的压力性损伤患者，全身应用抗生素以控制和清除感染。压力性损伤会导致疼痛，应予充分镇痛，可用疼痛量表记录初次疼痛及持续疼痛评估结果，以便适当治疗；可定期给镇痛药物控制压力性损伤疼痛。

（2）非药物治疗

终末期肿瘤患者的压力性损伤创面具有愈合难度大，甚至无法愈合的特点。压力性损伤治疗的首要任务是解除皮肤组织压迫，消除高危因素。1期压力性损伤，可用水胶体或泡沫敷料保护和促进修复。对未感染的压力性损伤的2期压力性损伤，可用水胶体敷料、水凝胶敷料或聚合物敷料，对于小水疱注意保护，大水疱无菌注射器抽出疱内液体，挤出疱液，早期保留水疱皮，外用无菌敷料覆盖。对3、4期和不可分期压力性损伤，一般需要坏死组织清创，及预防/治疗感染，可用水凝胶敷料、藻酸盐类敷料或泡沫敷料促进伤口愈合，也可用负压、超声和电刺激作为辅助治疗。对深部组织损伤期，首先评估深部组织损伤期皮肤完整情况，如皮肤完整，按1期压力性损伤治疗，如皮肤不完整，伤口可能迅速发展并暴露组织损伤的实际程度，也可能在不伴有组织损伤情况下愈合。如可见坏死组织、皮下组织、肉芽组织、筋膜、肌肉或其他底层结构，则按（不可分期、3期或4期）的处理方式处理。压力性损伤导致的疼痛，可用非药物疼痛管理策略作为一线策略和辅助治疗；使用湿性伤口愈合原则减轻压力性损伤的疼痛。

3.护理

（1）病情观察

观察患者全身情况，如患者躯体健康状况、精神和神志状况、移动与活动情况、皮肤状况、营养状况、感知觉能力、心理状况。观察患者局部情况，如患者局部皮肤受损情况、局部皮肤温度、血运情况。

（2）皮肤护理

保持患者皮肤清洁干燥，避免潮湿、摩擦及排泄物刺激，保持床单平整干燥，无渣屑，穿棉质内衣以利吸汗和增加舒适。掌握翻身摆位技巧，避免拖、拉、推，避免损伤皮肤；避免直接将医疗器械长时间放置在患者皮肤上，如管路、引流设备、约束带、夹板、血压计、氧气面罩、血氧饱和度指套、电极片。

（3）营养管理

对终末期肿瘤患者有发生压力性损伤风险时进行营养筛查，对有压力性损伤且有营养不良或营养不良风险的成人患者，如日常饮食摄入无法达到营养需求，应提供高能量、高蛋白质营养补充剂。

（4）体位护理

所有压力性损伤或高风险患者均应根据患者的生理、认知和心理状况及所使用的支撑面的类型和体位变换需求来制定体位变换时刻表，当确定体位变换频率时，考虑患者活动能力、移动水平及独立变换体位的能力；通过体位变换，解除压力或使压力再分布，使用人工辅助技术和设备降低摩擦力和剪切力，从而减少或消除压力性损伤促发因素。终末期肿瘤患者由于血流动力学不稳定、疼痛、恶心呕吐或某些体位无法平躺时，需用主动和被动相结合方式，以及使用支撑性用具，如软枕、减压贴等减少骨隆突处皮肤受压，必要时使用减压床垫，保护患者皮肤并调整体位和缓解压力；由于通气能力受损，需抬高床头，尽可能将床头保持在30°或更低，以减少对骶骨和臀部的摩擦力和剪切力。

（5）质量管理

医院应规范压力性损伤管理，落实压力性损伤报告制度，加强监控，做好流程管理、实时控制和动态监测，持续质量改进。

（三）推荐意见

（1）用Braden量表和Hunters Hill量表对终末期肿瘤患者进行压力性损伤风险评估。

（2）采用《国际压疮临床防治指南》进行压力性损伤分类。

（3）选用水胶体或泡沫敷料预防和缓解1期压力性损伤发生。应用水胶体敷料、水凝胶敷料或聚合物敷料治疗未感染的2期压力性损伤。对3、4期和不可分期压力性损伤一般需要行坏死组织清创，及预防/治疗感染，使用水凝胶敷料、藻酸盐类敷料或泡沫敷料治疗，也可用负压、超声和电刺激作为辅助治疗。应先评估深部组织损伤期皮肤是否完整，如完整按1期压力性损伤处理，皮肤不完整，则按（不可分期、3期或4期）处理方式处理。

（4）对所有压力性损伤或高风险的患者根据个性化时刻表进行体位变换。确定体位变换频率时，考虑患者活动能力、移动水平、独立变换体位的能力。

（5）对终末期肿瘤患者进行疼痛管理，可定期给予镇痛药物控制压力性损伤的疼痛。

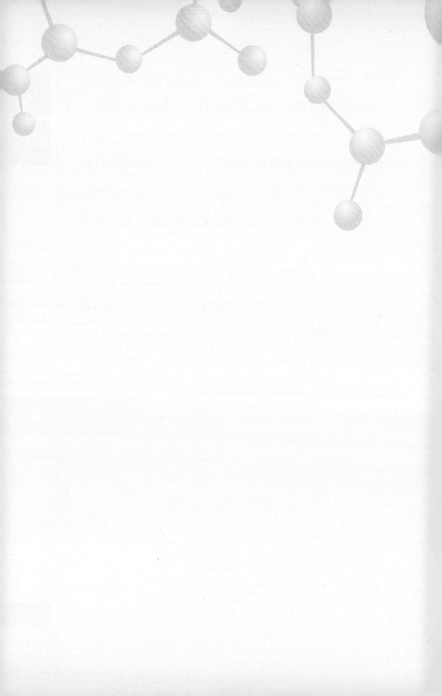

第五章

心理支持

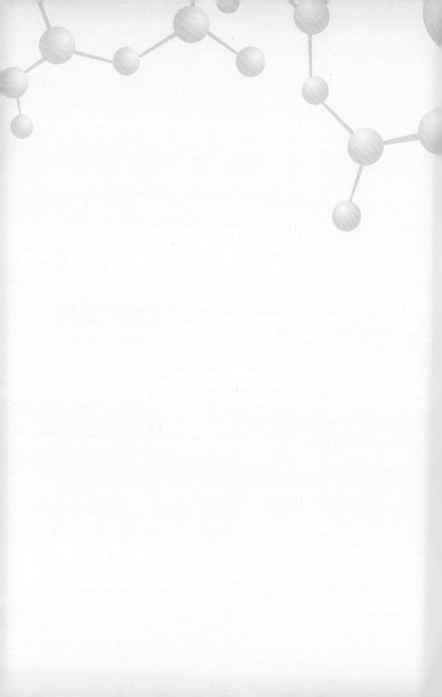

一、心理危机干预

（一）背景

心理危机（psychological crisis）是指当遭遇突然或重大的应激事件时，个体运用常规处理问题的方法无法解决而出现的暂时心理失衡状态。研究显示终末期肿瘤患者因诊断、治疗、经济压力、焦虑抑郁、预后不良等综合因素，易出现心理危机。如果不能及时控制和有效缓解，会对个体情感、认知、行为造成不同程度的功能障碍，甚至出现自杀行为。心理危机干预（psychological crisis intervention）是指对处于危机状态下的个体采取明确有效的措施，充分调动处于危机之中的个体自身潜能，重新恢复或建立危机前的心理平衡状态，使之战胜危机，重新适应生活。

（二）证据

1.评估

（1）评估工具

运用 Myer 和 Williams 编制的三维危机评估量表（Triage Assessment Form，TAF）评估终末期肿瘤患者心理危机严重程度。评估内容包括情感、认知和行为 3 个维度，总分 3～30 分。3～12 分：患者状况不严重，不需要太多指导；13～22分：患者无法自己解决面临的问题，需要适当的帮助与指导；22分以上：患者完全失去了应对危机的能力，无法自己解决面临的问题，需要全面的指导。

使用患者健康问卷（patient health questionnaire-9，PHQ-9）、贝克自杀意念量表（beck scale for suicide ideation，BSS）评估患者自杀风险。在心理危机评估过程中要将观察法和访谈法相结合，关注患者反馈，与患者共情，以达到高质量测评。

（2）评估内容

心理危机严重程度评估包括情感、认知、行为3个维度，情感评估分为愤怒/敌对、焦虑/恐惧、沮丧/抑郁；认知评估分为侵犯、威胁、丧失；行为评估分为接近、回避、失去能动性。

自杀风险评估内容包括：①自杀的危险因素：人口学因素、躯体疾病因素、精神疾病因素、社会学因素、家庭因素、自杀未遂史、环境安全因素等。②自杀的保护因素：应对能力、家庭社会支持、心理卫生服务资源、限制高致命性自杀方式的可及性等。③自杀先兆评估，包括言语和行为两种征兆：言语上的征兆包括直接表达"不想活了"或间接诉说"生活毫无意义"等；行为上的征兆包括突然出现明显的行为改变，如"突然与朋友或家人道别""割腕"等自杀准备、自伤行为。对有自杀风险的终末期肿瘤患者，需进一步对其进行高、中、低自杀风险的评级。

2.实施

成立以心理学、临床医学、护理学等多学科联合，以心理危机干预专家、医生、护士等成员组成的心理危机干预团队，根据评估结果共同拟定并实施患者心理危机干预方案。心理危机干预专家负责审核与督导干预方案的实施，与接受过心理危机干预培训的医生、护士共同实施方案，干预过程中按需对精神、心理异常患者使用心理疗法及药物治疗。

（1）明确问题

采取适宜频次、面对面沟通的方式，使用真诚、同情、理解和接纳等核心倾听技术了解患者现存的心理危机，从患者角度理解其内心问题。接触患者时使用积极意义的语言，鼓励患者说出内心的真实感受，帮助患者正确面对现实，及时明确患者现存问题。

（2）保证安全

在心理危机干预过程中，将保证安全作为危机干预首要目标，把患者对自我和他人的生理、心理危险性降到最低。确保环境安全，定时对环境进行安全检查，如定期检查窗户、刀具、绳索等管理情况，限制窗户开启大小，妥善保管危险物品。对存在自杀风险的患者，使之处于医务人员及家属的视线之内，便于及时观察、评估和紧急处理。与患者沟通过程中，避免使用刺激性的语言，保证患者情绪稳定。

（3）心理疏导

针对不同心理状态的患者，实施个体化护理。倾听患者诉求，提供宣泄机会，同时采用语言、肢体等方式予以抚慰，缓解患者对病情进展及死亡的恐惧感。运用认知行为疗法、意义疗法等方法给予心理支持，帮助他们走出心理困境。

（4）提出应对危机的方式

医护人员应引导患者认识到，有许多变通的应对方式可供选择，促使患者从多种不同途径思考和寻找变通的方式，积极探索可利用的替代方法，寻求可获得的环境支持，给予患者希望。

（5）制定计划

根据患者实际能力制定切实可行的计划，帮助其解决问题，恢复患者控制性及自主性，矫正情绪失衡状态。在制定计划过程中，既要帮助患者制定短期计划，以协助其走出当前危机，还要拟定长期行动计划，培养患者积极应对危机的能力。

（6）获得承诺

医护人员需要得到患者会明确按照计划行事的保证，确保患者会采取确定的、积极的行动。应联合家属协助患者制定计划，并让患复述行动计划，从而得到患者诚实、直接和适当的承诺，以便医护人员及时调整心理危机干预方案。

（7）联结家庭支持

针对心理危机患者，要加强对其家属的教育，鼓励家属正确看待疾病，不能让患者觉得是家人的累赘，要给患者提供源源不断的支持、希望和信心，降低其自我感受负担，从而帮助患者恢复稳定的心理状态。

（8）跟进与随访

心理危机干预是一个持续的过程，医护人员应定期追踪、随访，及时了解患者后续心理治疗和康复情况，并根据不同的情况调整干预方案，使患者得到及时有效的延续服务。

3.评价

心理危机干预技术有助于缓解终末期肿瘤患者心理危机程度，改善或消除其情感、认知、行为功能障碍，促进自我效能感的养成，降低自我感受负担，从而改善患者生活质量。在心理危机干预实施后，使用相应量表测量患者心理危机水平和自杀风险较干预前有无改变，同时可在干预前后使用肿瘤自我效能感量表（strategies used by people to promote health，SUPPH）、自我感受负担量表（self-perceived burden scale，SPBS）评估患者的自我效能感及自我感受负担，以评价心理危机干预效果。

4.注意事项

（1）个体化评估

在危机干预之前，应对患者进行个体化的心理危机评估，不能一味地恪守某种固定的模式，需要灵活地为不同患者实施不同的干预措施。

（2）动态化干预

在实施干预时，要根据实际情况不断调整干预方案，持续进行回顾、总结和评价，强化患者积极的危机应对方式，并寻求可获得的环境支持，增强其对心理危机的适应能力。

（3）干预者保持理性

在面对暂时失去理智控制的干预对象时，干预者应该保持冷静理性，为干预对象恢复心理平衡创造一个稳定的氛围，保障干预对象安全。

（三）推荐意见

（1）接受过心理危机干预培训的医护人员可在心理危机干预专家指导下实施心理危机干预。成立以心理学、临床医学、护理学等多学科联合，以心理危机干预专家、医生、护士等成员组成的心理危机干预团队，共同完成患者的心理危机干预。

（2）建议运用Myer和Williams等编制的三维危机评估量表（TAF）评估终末期肿瘤患者心理危机严重程度，运用患者健康问卷（PHQ-9）、贝克自杀意念量表（BSS）评估患者自杀风险。

（3）在心理危机评估过程中，要将观察法和访谈法相结合，强化患者的危机应对方式，关注患者的反馈并获取家庭支持，增强患者对危机的适应、调适能力。

（4）实施动态化心理危机干预策略，根据实际情况不断调整干预方案，持续跟进随访，并评价干预效果。

二、沙盘游戏

（一）背景

沙盘游戏疗法（sand play therapy）是在分析心理学、世界技法和东方哲学基础上创建的一种心理疗法。求助者在心理咨询师陪伴下，利用各种沙具和沙子，在沙箱中制作一个场景以展现求助者的潜意识、促进意识与潜意识的交流与融合；并且通过将集体潜意识的原型表现在沙盘中使原型进入意识层面而促进这些原型的发展，最后实现心理治疗。沙盘游戏疗法的基本特点是强调创造过程本身的自发性和自主性，充分利用非言语交流和象征性意义是沙盘游戏疗法的本质特征。沙盘游戏疗法能改善终末期肿瘤患者的应对方式，有效缓解其癌因性疲乏，改善其负性情绪、提高其生活质量。

（二）证据

1.评估

（1）评估患者的一般情况，如意识、沟通能力、教育程度、个性特征、配合程度、心理状况和需求及其对沙盘游戏疗法的了解程度和接受意愿来判断患者是否可行沙盘游戏疗法。

（2）医护人员均可成为沙盘游戏咨询师，但需取得心理咨询师资格证，接受规范的沙盘游戏干预专项培训。

2.实施

（1）在进行沙盘游戏疗法前应与患者建立起信任、真诚、接纳的咨询关系，向患者介绍咨询性质、限度、角色、目标以及特殊关系等，内容包括时间限制、会谈次数、保密性、正常期望等。

（2）提前收集患者背景资料。如姓名、性别、民族、年龄、籍贯、婚姻状况、家庭境况、社会表现、成长经历、病情信息、主要心理问题及要求。

（3）应在单独房间内完成沙盘游戏疗法，室内放置沙盘、人或物模型和其他配套沙具，沙盘采用统一规格，即57cm×72cm×7cm，沙盘底面和边框应涂成天蓝色。可根据自身的熟悉度选择沙盘模型，充分理解其象征意义，进而进行心理分析。

（4）治疗过程中应仔细观察患者的建造过程，记录问题，并指导其命名沙盘主题。应根据患者的整体沙盘分析其原型心象，通过患者所赋予的沙盘意义分析其心理内容。

（5）每次治疗持续时间应根据患者身体和心理状况而定，50分钟为宜。沙盘游戏疗法可与其他心理咨询与心理治疗技术相结合来解决心理问题。

（6）应正确对待沙盘游戏疗法作品的解释和分析。

（7）沙盘游戏疗法可用于终末期肿瘤患者的心理评估和治疗效果评判。咨询师可以借助沙盘游戏疗法了解患者内心，帮助发现问题所在。通过对沙盘主题的分析可进一步判断终末期肿瘤患者的心理状态。

3.评价

最后一次治疗时可做疗效评价，通过沙盘游戏疗法评价终末期肿瘤患者的应对方式、负性情绪及生活质量等方面的问题是否得到改善。

4.注意事项

（1）以下患者不适合进行沙盘游戏治疗：对沙盘游戏有强烈抵触情绪的患者；患者自我力量弱，例如患有精神病、有严重的人格分裂，或具有边缘化人格等。

（2）治疗过程中应安静陪伴在患者旁侧，为其提供一个安全、受保护和自由的空间，在患者摆沙盘过程中不发表任何言论，不对患者制作过程进行干预。

（三）推荐意见

（1）医护人员取得心理咨询师资格证，接受规范的沙盘游戏干预专项培训，可成为沙盘游戏咨询师。

（2）与患者建立信任、真诚、接纳的咨询关系，提前收集患者的背景资料。

（3）建议准备单独、安全、受保护和自由的空间，以便完成沙盘游戏疗法。

（4）沙盘游戏疗法可用于终末期肿瘤患者的心理评估和疗效评判，建议与其他心理咨询和心理治疗技术相结合来解决心理问题。

三、叙事疗法

（一）背景

叙事疗法（narrative therapy）兴起于20世纪80年代末，是由迈克·怀特（Michael White）和大卫·艾普斯顿（David Epston）从家庭治疗领域中派生开创的一种心理治疗方式。"叙事"即讲故事，或者类似讲故事的事件或行为，用来描述前后连续发生的系列性事件，通过咨询者倾听他人的故事，运用适当的方法，使问题外化，帮助当事人找出遗漏的片段，从而引导当事人重构积极故事，以唤起当事人发生改变的内在力量的过程。

安宁疗护领域中，医护人员通过倾听患者讲述疾病故事，引导患者发现故事中反映患者积极自我认同的例外事件，帮助患者重新构建生活或疾病故事的意义，并发现关键照护要点，继而为患者及家属提供科学有效的护理措施和策略。叙事疗法属于人文关怀属性的医疗照护方式之一，能够还原医学温度，以患者及家属为中心，用患者的故事支持鼓励患者，给予情感支持和情感赋能，实现帮助患者和家属重拾生命意义的目的。

（二）证据

1.评估

评估终末期肿瘤患者的一般情况和患者意愿。

（1）一般资料评估

包括但不限于以下情况：病情知晓程度、患者兴趣爱好与性格特点、住院费用类型及家庭经济状况、患者人际关系及社交活动、患者的价值观及处事风格等。

（2）患者意愿

包括患者对叙事疗法的了解程度、接受意愿及接受方式，确定患者及家属的照护需求。

（3）评估访谈

可采取封闭式结合开放式问题形式，进行叙事疗法最好采用含半结构化访谈元素的程序，确保引导者遵循患者叙事线索。

叙事疗法由经过专业培训且考核合格的医护人员提供，叙事治疗者应熟悉方案干预内容及注意事项，具备良好的人际沟通和交流能力，关注并对当事人的故事感兴趣。

2.实施

（1）实施前准备

①成立叙事干预小组，包括但不限于以下专业人员：临床医生、护士等。

②安排叙事疗法工作坊，通过环境装饰、文化活动举办、叙事疗法读书会、案例分享活动等形式，营造利于叙事疗法氛围，开展叙事能力培养。

③充分评估后，医护人员可深入故事资料，分类、整理和分析叙事资料。

④以干预目标为导向对叙事资料评价和筛选出有重要影响的叙事内容，分析积极因素和消极因素。

⑤全体照护成员共同商议，制定切实可行的方案和内容。

（2）实施

①叙事治疗技术：包括5项核心技术，根据实际情况可循序使用，也可分次完成。

外化：将问题与人分开。问题是问题，问题外化之后，人的内在本质会被重现与认可，转而有能力解决自己的问题。

解构：找到影响患者状态的社会关系、文化支持、经济等因素，研究这些问题及患者生活中遇到的特殊事件，探索问题的来龙去脉。

改写：根据患者的叙事内容，以新的愿景和积极事件建立的新故事来改写当前的消极故事主线，帮助患者重整自我，寻找价值感。

外部见证人：尊重患者意愿，请其他相关的人一起经历一个事件或活动的过程，也可邀请患者家属旁观，见证患者叙事。

治疗性文件：根据患者具体情况通过制作生命回忆录、家庭留影相册等治疗文件形式实施关怀。

②叙事疗法时长及频次：一般在30~60分钟，叙事次数不限，以达到疗效为主。

③叙事地点：可选择私密性强、安静舒适处，面对

面面而坐，如会议室、花园凉亭、床旁等。

④交流方式：可采用开放式交流叙事内容，适当利用语言及非语言沟通技巧。住院期间可采用面对面的交流，出院后采用电话或微信视频交流（每次20~30分钟），面对面个体化交流与一对一交流形式接受度最高。

⑤实施全程反思：叙事治疗前叙事治疗小组成员将反思自己。实施叙事疗法中，照护人员对叙事内容进行梳理，并通过叙事对象适当回应澄清问题。反思中包括立即回应和延迟回应，可据情进行反思和调整回应形式所占比例，一般为20%和80%，立即回应包含叙事时的微笑、触摸等非语言性回应等。

（3）记录

实施叙事疗法后，照护人员在6小时内对当事人进行叙事内容、方式、技巧使用等反思，进行反思性写作，可写反思导图，不断探索更优表达方式，并拟定下次叙事计划。

3.评价

（1）叙事疗法观察指标评价包括但不限于躯体症状、心理状态指标、社会功能状态及应对方式等。

（2）根据评价指标不同，评价时间也有差异。

（3）叙事疗法评价允许患者书写治疗过程、书面传记及访谈等方式测评干预效果。

4.注意事项

（1）叙述中情绪表露程度高的患者比叙述中情绪表露程度低的患者疼痛更少，报告的幸福感得分也更高。

（2）小组成员需要进行持续质量改进，每周进行1次叙事案例分享和反思，给下阶段叙事更多科学的建议。

（3）可通过观察、访谈等多种方式测评干预效果。如照护人员可观察患者是否在亲人的陪伴下平静、宁静地度过终末期，患者家人的哀伤反应、对安宁疗护整体服务的满意度评价及家属是否能顺利度过哀伤期等。

（三）推荐意见

（1）叙事疗法需结合当事人一般资料和个人意愿需求进行充分评估。

（2）从事叙事疗法的人员须是经过专业培训且考核合格的医护人员，并掌握叙事疗法治疗技巧，关注患者的故事并表达一定共情。

（3）邀请外部见证人应以尊重患者意愿为前提。

（4）叙事地点应选择私密性强、安静舒适的地点。

（5）评价叙事疗法干预效果可用量表、访谈或患者书面传记等多维度反馈。

（6）叙事疗法实施全过程反思。

四、接纳承诺疗法

（一）背景

接纳承诺疗法（acceptance and commitment therapy，ACT）由美国心理学家斯蒂文·海斯（Steven C. Hayes）等于20世纪末创立的心理治疗方法，以功能性语境主义为哲学取向，以关系框架理论为理论基础，是认知行为疗法"第三浪潮"中最具代表性的疗法之一，通过接纳、认知解离等过程以及灵活多样的治疗技术，帮助来访者增强心理灵活性，投入有价值、有意义的生活。终末期肿瘤患者倾向于将痛苦症状控制作为生活重心，自觉不被理解，倾向回避与抗拒，承受着巨大的生理、情感与精神痛苦。ACT关注的不限于疾病和症状本身，而是如何处理与其关系，去觉察当下，打破僵化，选择行动，是对终末期肿瘤患者有帮助的心理支持方法之一。

（二）证据

1.评估

评估肿瘤终末期患者的一般情况，如病情变化、认知能力、躯体障碍、语言交流、心理状况，结合患者及家属对ACT的接受意愿。ACT适用于意识清醒，无躯体功能障碍，认知能力、语言表达能力正常的患者。接受过ACT培训的医务人员均可成为ACT治疗师。

2.实施

ACT的病理机制以心理僵化为核心，与此对应的治疗机制以心理灵活性为核心。其中心理僵化是指个体心理和行为不能灵活地适应变化的情景，缺乏动力性适应的表现；心理灵活性则是指个体有意识的个体充分接触当下，并在个人价值方向的指导下坚持或改变行为。ACT的治疗过程包括六个方面，分别为：接纳、认知解离、活在当下、以己为景、明确价值、承诺行动。

（1）接纳

指以开放态度为痛苦的情绪腾出空间，不与之斗争，接纳其本来面目。使用"流沙"隐喻、观看"沼泽"视频、进行"中国指套"游戏，建立与身体的连接，提高情绪灵活性，帮助患者增进接纳。

（2）认知解离

指将自我从思维内容、记忆感觉、语言规则中分离，客观地注视思想活动如同观察外在事物。通过"推文件夹"游戏、"公交车上的怪物"、铁钦纳"快速词语重复训练"等练习体验解离，使患者与自己的想法、主观经验保持一定距离，提升认知的灵活性，实现功能的一致性。

（3）以己为景

指无论出现什么想法、意象或感觉，总有一部分独立于它们之外，这个部分能够"退后"去观察它们。通过"装东西的盒子""有家具的房子""棋盘""天空与天气"等隐喻，帮助患者建立以自我为背景的觉察，实现更宽广的对自我的观察与体验。

（4）活在当下

不带有评价地感受自己心理与外界发生的事情，将思维和行为从过去的情景中脱离出来，运用正念呼吸、正念饮食等练习使患者灵活、有目的地关注当下，对自我内部和外部环境有更好的定位。

（5）明确价值

价值是一个不断被实现的方向，通过"价值纽扣""抛硬币""照片分享""写给自己的墓志铭"等帮助患者明确价值并与之建立联结，旨在提升自主性，促进患者不断行动将价值逐步具体化、实例化。

（6）承诺行动

指在价值的引导下采取有效的行动，通过目标分享、目标进度监测等方式达到目的，帮助患者养成更多基于价值行动的习惯。

3.评价

系统评价显示，接纳承诺疗法可缓解终末期肿瘤患者抑郁、焦虑、心理困扰、睡眠特征，改善健康相关生活质量。推荐使用量性和质性相结合的方法来评价ACT在安宁疗护中的有效性。常见的量性评估工具包括：第二版接纳行动问卷（acceptance and action questionnaire second edition，AAQ-Ⅱ）、认知融合问卷（cognitive fusion questionnaire，CFQ）、接纳承诺治疗过程综合评估问卷（comprehensive assessment of acceptance and commitment therapy processes, CompACT）、正念注意觉知量表（mindful attention awareness scale，MAAS）、医院焦虑和抑郁量表（Hospital anxiety and depression scale，HADS）等。此外，患者的主观意见同等重要，可通过访谈深入了解患者感受、想法、困惑及建议等。

4.注意事项

（1）顺序无优先

ACT的六大核心过程作为一个相互联系促进的整体，几个步骤间无严格的前后顺序，治疗师可以根据患者的疗效围绕心理灵活性的六边形模型进行灵活调整。

（2）体验式干预

ACT更多的是一种参与式、启发式的治疗方式，应投入更多的时间做一些体验式练习。因此更强调隐喻情景与痛苦症状与想法的联结性，注重练习来进行直观体验，用体验性策略补充认知说教性的策略，通过各种隐喻，正念练习增进患者理解。

（3）个体化参与

对终末期肿瘤患者而言，若尚未准备好就强迫其进入高强度的体验式练习，这可能会引起疲乏、气促等不适症状而无法耐受。因此，单次干预时间不能太长，速度要适当放慢，内容安排不宜过多，节奏不宜过快。在此过程中观察患者的反应，确保安全。

（三）推荐意见

（1）接受过ACT培训的医务人员均可进行ACT干预。

（2）ACT的核心内容包括6个模块，可视情况进行调整，每部分平均时长30~60分钟。

（3）ACT治疗方式包括面对面、在线或电话干预等，可根据患者需求灵活选择最优方式。

（4）一般每周接受一次ACT干预，若患者因病情变化及其他情况错过疗程，整体完成时间可延长至3个月。

（5）避免使用专业术语，尽量使用视频/音频、列举身边事例等患者易于接受的方式。

（6）每个模块以对上模块的回顾开始，以布置练习任务结束。及时监测患者家庭作业完成情况，包括每周练习的情况，以及使用ACT策略的体验。

五、死亡教育

（一）背景

终末期患者面对疾病和可能预期的死亡时心理反应与需求非常复杂。死亡教育是通过为患者提供心理、社会和精神层面的整体照护，帮助其树立科学正向的生死观，尊重死亡必然性的自然规律，以乐观、积极态度规划生命最后里程，缓解死亡焦虑和恐惧，进而提高生存质量。同时协助家属理性面对患者的疾病预期过程，为患者提供有力的心理支持、精神慰藉和关爱陪伴，减轻丧亲哀伤反应。

（二）证据

1.评估

评估患者的病情、身心状况、认知能力、配合程度、生死价值观、文化程度；评估患者对病情信息、疾病预期过程和预后的了解程度、对相关话题的交流意愿和态度；评估患者家属对患者预期病程的理解、预后的担忧和沟通需求。实施者应受过系统的死亡教育知识与技能培训的医务人员。

2.实施

以患者和家属为中心，根据患者不同的心理阶段，选择适当时机、利用适当方式，提供相应的教育和支持，掌握沟通技巧并注重非语言沟通的作用。

（1）教育环境

为患者提供轻松氛围和隐私的环境，体位舒适，安静不受干扰，邀请家属参加和陪伴。

（2）教育内容

指导患者正确认识自己的疾病、治疗措施和目前的身体状况、树立正确的生死观、肯定生命的意义，正确面对和考虑死亡相关问题，缓解死亡焦虑和恐惧；鼓励家属陪伴和情感支持，最大可能提高患者生存期质量；指导家属对患者预期病程的理解，理性面对患者的预后，减轻丧亲反应。

（3）教育方法

①患者教育

开放式提问：从开放式的问题开始，可以讨论任何题目，例如人生观、价值观、对生活质量的追求、对患病的体验和对死亡的看法，从对生死的广泛讨论，逐渐进入患者自己有关患病后的相关话题。

个性化交流：从患者感兴趣的话题入手，开展个性化交流，鼓励患者表达自己内心真实的想法，积极倾听患者的感受，真正理解和体会其处境，为其着想，让其感受到被接纳、被肯定和被关怀，缓解其焦虑和恐惧。

提升生命意义：激发患者与生活质量相关的价值观和偏好，肯定生命价值，提升生命意义和价值感，增强其生命的尊严和对死亡事件应对和处置能力。

生活安排：鼓励患者在有限的生存期内对病后的生活进行适当规划，参与力所能及的日常活动；表达对家庭成员的期待和愿望、对家人的口头或书面叮咛、叮嘱，鼓励患者与家人、朋友情感上多交流、珍惜共处时光，与过往讲和、引导家人之间的宽恕与和好。

②患者家庭教育

陪伴、倾听和情感支持：鼓励家属陪伴、倾听和持续照顾，陪伴与倾听是对患者最大的慰藉。充分尊重患者的心愿并帮助其实现，减少人生缺憾。鼓励家属在患者最后时刻给予肢体接触，倾诉和抚摸，表达对亲人的爱，给予情感支持。同时尊重患者的处事方式，允许其有沉默和独处的空间。

疾病与医疗决策讨论：引导家人之间讨论疾病、医疗决策、治疗偏好的选择、后期治疗的想法和意愿，鼓励患者和家人根据病情、价值观、文化及偏好共同参与制定治疗照护计划，做出理性的选择并进行动态调整。

预期离世准备的讨论：鼓励患者家属和患者对后事准备进行讨论：可包括离世地点选择、丧礼安排、职责分担等，让患者对自己的生活仍旧有一份"控制感"。达到平和离世：没有疼痛，精神平和，离世前与家人在一起。

（4）教育形式

患者教育可采取多种形式开放式提问及个性化沟通、积极鼓励和引导；灵活运用人生回顾、尊严疗法、叙事疗法等；患者家庭教育可鼓励家庭互动、家庭讨论、家庭会议等。安心卡游戏、问题提示清单等可作为死亡教育的实施辅助。也可通过讲座、书面材料、影视和媒体、艺术和音乐等方式渐入话题，或由讨论他人的故事入手，慢慢带动患者表达自己对生死的看法和感受。

3.评价

系统评价显示死亡教育能改善患者的焦虑抑郁及生存质量，可采用死亡焦虑量表及生活质量量表对患者进行效果评价。可采用心理痛苦温度计对家属进行心理社会压力的评价。同时，患者及家属的主观反馈尤为重要，可通过访谈了解其主观感受及个人价值感和生命意义的变化。

4.注意事项

死亡教育应在患者知晓病情和家属同意的基础上进行，以患者和家属为中心，掌握沟通技巧并注重非语言沟通的作用，尊重患者的价值观及偏好，真诚和不带评判的态度，循序渐进。

（三）推荐意见

（1）接受过系统培训的医务人员均可进行死亡

教育。

（2）教育内容应以患者和家属为中心，肯定生命意义，缓解患者死亡焦虑和恐惧，减轻家属丧亲反应。

（3）教育形式可灵活多样，可视情况选择人生回顾、尊严疗法、叙事疗法等方法。安心卡游戏、问题提示清单等可作为实施死亡教育的辅助工具。

（4）应重视患者家庭教育，促进家庭互动、家庭讨论和家庭会议，发挥家庭的积极作用。同时应充分尊重患者及家属的意愿、价值观及风俗习惯。

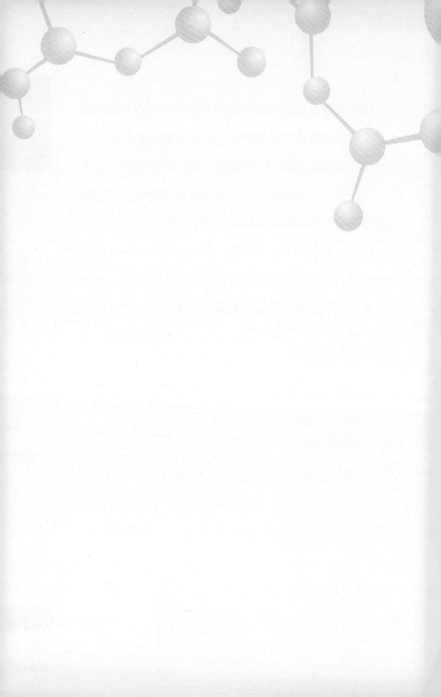

第六章

社会支持

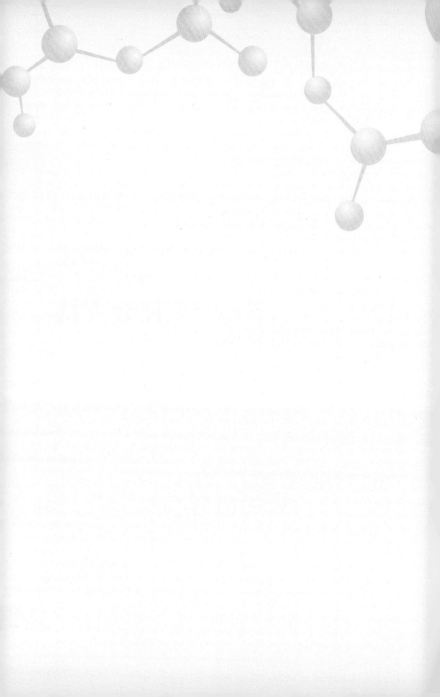

一、陪伴

（一）背景

终末期肿瘤患者大多活动范围受限，希望继续按照以往的习惯来安排自己当下的生活，由于身体的能力变弱，维持过去生活习惯的愿望难以实现，这些冲突使得他们常处于一种焦虑不安的状态。此时，充足的陪伴是终末期肿瘤患者非常重要的一种照护方法。陪伴者既是"问题解决者"，也是"功能延伸者"，主要通过家属的参与、医务人员的服务以及志愿者团队的支持，使终末期肿瘤患者在情感上获得安慰，以帮助他们改善心理状态。

（二）证据

1.评估

终末期肿瘤患者陪伴人员可以为家属、医务人员、经过专业培训的志愿者团队等。鼓励家属陪伴。

2.实施

（1）家属的陪伴

家属是患者在终末期最为重要的陪伴者。家属的语言和非语言陪伴能够倾听患者心声，发觉患者未了遗憾，了解整个心态变化，并给予"亲情"和"爱"的回应。

（2）医务人员的陪伴

医务人员的陪伴可以带给患者安全感，医务人员应尽可能通过与患者聊天、了解和解释病情、谈及患者感兴趣的事，以分散患者注意力和给予安全感，也要尊重和保护患者的隐私。医务社会工作者对终末期肿瘤患者的陪伴，是以评估患者多重需求，并且以同理心，运用语言、非语言沟通技巧对患者开展个案管理工作。

（3）志愿者团队的陪伴

医院招募、培训、管理志愿者团队，为患者提供志愿者陪伴服务。在陪伴过程中应接纳患者的身体和心理状况，帮助患者处理一些尚未完成的事务，为患者和家属搭建支持网络。对于终末期肿瘤患者，志愿者可以通过生命回顾的方法，陪伴在患者身旁，倾听患者的人生故事，帮助患者舒适、平静地面对人生最后旅程。

3.注意事项

陪伴者应给予患者充分的陪伴和温暖的语言，避免与患者进行类似安慰实则敷衍的沟通。

（三）推荐意见

（1）陪伴者应主动倾听终末期肿瘤患者心声，对于患者的需求给予及时回应。

（2）鼓励家属充分陪伴终末期肿瘤患者，形成良好的家庭沟通。

（3）志愿者需要经过专业培训和考核才能开展陪伴服务。

二、倾听

（一）背景

倾听就是"用心倾听"。倾听既是一系列行动过程，又是一种助人的技术，包括关注他人的语音和语言的使用。有效倾听的目的是在于避免沟通障碍，避免由于评判、比较、批评所造成的选择性倾听。了解终末期肿瘤患者内心世界，并设身处地予以同情、理解，与其建立相互信任关系，使其愿意将心理问题倾诉。通过倾听，医务人员可从中提取有用线索、化解患者的担忧和影响身体健康的因素。在对终末期肿瘤患者服务过程中无论是家属，还是医务人员或志愿者，合理运用倾听技巧，以给予患者最大程度上的支持，才能取得良好照护效果。

（二）证据

1.评估

终末期肿瘤患者倾听者可以为家属、医务人员、经过专业培训的志愿者团队等。

2.实施

（1）倾听原则

我们应秉持积极倾听（active listening）的原则，它是以某种特有的方式说话和倾听，让患者感到被了解和鼓励而产生继续进行更深层次的自我表达的意愿。它是一种回馈模式，通过反射方法将所了解到的信息再传送回去。积极倾听必须传达出真实的信息。在感受的表达方面也是如此，通过积极的倾听将这些感受以同等深度反映出来。

（2）倾听方法

1）邀请。借助身体姿势、面部表情、声音和说话的内容，表明正准备听对方说话。通常可以用提问题的方式来引导患者表达自己，例如："发生了什么事？"或是"这些是怎么形成的？"等，通常不需要问太特别的问题。当患者开始谈论他们的问题及所关心的事情时，倾听者须保持视线的接触。

2）倾听。当患者回应时，必须继续听，并借助倾听、观察、鼓励和记忆的方式用心倾听。在此步骤中，倾听者须用耳朵和头脑来接收及回应他人所传送出的信息。

3）反馈。借助彼此的沟通，倾听者需保持积极且认真的态度，倾听者可用些语气词如"嗯"或"对，没错"等回复及确认患者表达的信息。

（3）倾听技巧

语言技巧：①及时反馈：重复对方的话、鼓励对方继续表达内心想法；整理对方言语和非言语，采用提纲形式反馈给对方。②正确提问：使用封闭性询问来澄清事实获取重点，缩小讨论范围；使用开放性询问让对方就有关问题进行详细阐明。

非语言技巧：①短暂静默：给予患者思考时间。②目光接触：真诚地注视对方，但应避免长时间注视。③肢体动作：通过面部表情和身体姿势表现出开放交流姿态，必要时上身前倾，避免交叉胳膊和腿。适当运用握手、拍肩等动作来表示鼓励、安慰、共情等。

3.注意事项

（1）要选择安静舒适的环境，选择合适的交谈距离，一般保持50~80厘米,注意保持合适的音调。

（2）交谈时，注意尊重对方，视线与对方嘴部同一水平，若对方卧床或有特殊体位还可针对性调整视线。

（3）交谈时保持与对方思想同步，当对方有负面情绪时，积极回应，给予肢体语言支持。

（三）推荐意见

（1）有效倾听要做到尊重对方并予以接纳、关注和爱护。

（2）倾听者应就对方的状况和想法进行主动观察、平等、分享和迅速应答。

（3）在倾听中，倾听的过程和内容同等重要。

三、家庭会议

（一）背景

家庭会议是由医疗团队主导，家庭成员共同参与，交流生命末期患者的病情信息，通过协商明确下一步照护计划，了解患者及家属需求和偏好，处理身体、心理、社会问题的过程。家庭会议是安宁疗护的必要和常规实践，组织家庭会议是安宁疗护专业人员的必备技能。

（二）证据

1.评估

参会人员由多学科团队、家属、患者组成，多学科团队可以包括医生、护士、医务社工、心理咨询师等。召开前评估患者病情、预期生存期、认知能力、治疗期待、心理社会需求。选定对患者家庭充分了解的医生、护士、所在医院的医务社工或者其他医务人员担任主持人，主持人需经过系统化培训，培训内容包括有安宁疗护相关知识、情绪应对技巧、沟通技巧、召开家庭会议的基本规则等。

可在患者入院48小时内、1周内或计划出院时、需要时召开（例如，家庭需要信息或情感支持或有与疾病变化和治疗有关的家庭痛苦出现等），如患者病情危重随时可能恶化，或有亟待解决的社会支持问题，则即刻召开。也有选择每周或每两周定期召开家庭会议的。持续时间大多为0.5~1小时。

2.实施

家庭会议的召开，一般遵循以下工作原则：①以患者和家属为主体。②开放性地沟通。③把患者意愿放在首位。④聚焦讨论的话题。⑤鼓励患者和家属充分表达情绪。

（1）实施前准备

①向患者及家属介绍家庭会议，征得其同意方可召开。

②可通过家系图的方式，了解家庭成员的基本信息；并通过提前访谈的方式，了解家庭会议召开时参加人员及主要需求和议题。

③依据会议目的及患者意愿确定患者是否参会，患者或患者的代理人决定参会家属—可包括亲密朋友、照护者或重要他人。

④与患者和家属建立信任关系，明确会议目的。

⑤召开会前碰面会议，确保不同专业背景人员向家庭成员传达一致信息，有助于跨专业团队制定更合理治疗方案。碰面会期间，不同专业人员被分配解答各自专业领域的问题，确保每一个参会的多学科团队成员发挥各自专长。

（2）正式召开家庭会议

①主持人说明会议目的和流程，参会人员自我介绍。

②围绕"病情沟通"议题展开讨论，鼓励患者或家

属从回顾患者病程开始，简要介绍诊疗过程及现在病情特征，引导家属了解患者的疾病诊断、状态和预后，确认所有参会的家属了解患者的疾病信息，接纳参会患者和家属的情绪反应。

③围绕"制定照护目标"议题展开讨论，在了解病情的基础上，讨论患者的治疗方案和照护策略；鼓励患者表达其照护偏好，了解家属需要的照护支持等。

④引导家属沟通后事处理以及如何提升患者的生命意义感等。

⑤主持人总结会议内容，明确达成的共识。

（3）记录

记录会议过程，会议内容可提供给患者及家属或相关医务人员查看。3天内随访会议决策执行情况，并评估是否需要召开下次会议。

3.评价

评价家庭会议目的是否达成；通过家庭会议是否明确下一步照护计划；会后是否随访会议决策执行情况。

4.注意事项

（1）主持人的角色定位

主持人是会议流程的引导者、会议内容的整合者；

不是医疗决策的代理人。

（2）安全和支持性氛围的创建和维护

选择安静、无人打扰、隔音少的环境，家庭会议召开过程中减少人员走动。专业人员和家庭成员可以间隔就座。

（3）敏锐观察服务对象的变化

会议过程中要随时观察患者的生命体征和情绪反应；如果出现病情变化或强烈的情绪反应，应及时处理，必要时终止会议。

（三）推荐意见

（1）终末期患者住院期间，专业团队至少为患者及家属召开一次家庭会议。

（2）家庭会议的召开应遵循清晰的流程：会议介绍、沟通病情、商议照护目标及方案、结束等环节。

（3）家庭会议的主持人应是具备一定医学、社会学或心理学知识的专业人员，并接受过相关培训。

（4）家庭会议需要以多学科协作模式为患者及家属明确照护目标和计划。

（5）家庭会议后应跟进会议决策落实情况。

第七章

精神支持

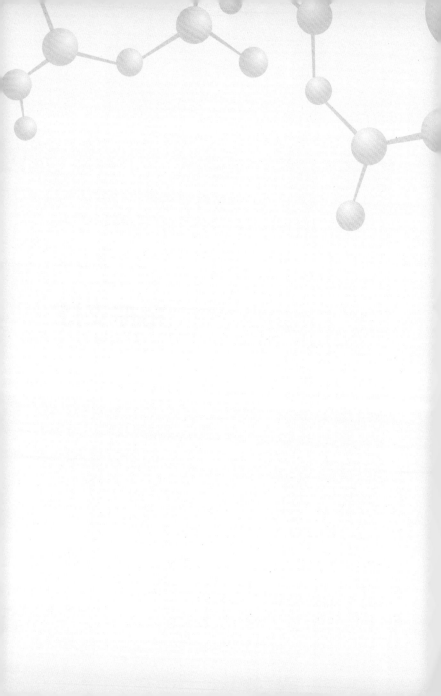

一、生命回顾

（一）背景

生命回顾是一种心理、精神干预方法，近年来广泛应用于安宁疗护领域，以促进终末期肿瘤患者心理和精神健康。干预者引导患者围绕一个或多个生命主题对人生经历进行回顾和评价，重整并剖析人生中经历的未被解决的矛盾，帮助患者发现新的生命意义，唤起其对过往美好情景的回忆。干预者正确引导患者面对死亡的态度，使其在有意义的探索中重新思考生命真谛。对于有需求的患者，根据患者意愿，选择性地将患者自述内容中的重要人生事件和感悟，结合相对应的文字或图片制作成生命回顾手册。

（二）证据

1.评估

评估终末期肿瘤患者的病情、认知能力、配合程度、心理状况及需求、生活成长及文化背景以及对生命回顾干预的接受度和意愿等。适用于疾病终末期、年龄在18岁以上、意识清楚、无认知功能障碍、能进行沟通且自愿参加的患者。实施者需有安宁疗护相关经验，接受过生命回顾培训，掌握生命回顾技巧，可以是医院的医生、护士、心理治疗师、志愿者等。

2.实施

（1）实施前准备

①地点及环境：治疗地点灵活，可在患者家中、医院内或安宁疗护机构等。

环境需保持安静、舒适、保护隐私，不易受打扰。

②工具准备：包括生命回顾引导性问题提纲、录音器、纸、笔及纸巾。

③流程解释：向患者介绍生命回顾的概念、意义、内容、方法及所需时间，提供书面说明，取得配合和同意。向患者提供引导性问题，主要围绕学习、家庭、人际关系、工作、社会支持、疾病、死亡、命运等主题展开。

④资料收集：访谈者应收集患者的基本资料，包括性别、年龄、教育程度、婚姻状况、子女情况、照顾环境、家庭社会支持情况、肿瘤部位、对病情的了解程度等。需与患者提前预约时间，根据患者意愿和病情，选择在不干扰其治疗和护理的情况下进行。

（2）实施过程

访谈共包括回顾童年及青少年时期（18岁以前）、

成年时期（18岁至肿瘤确诊）及肿瘤经历（肿瘤确诊至现在）3个阶段。根据引导性问题提纲进行访谈，征求患者同意后全程录音。访谈时间为30~90分钟不等，通常进行2~6次，频率为隔天1次或每周1~3次，具体情况根据患者身体状况及谈话意愿决定。访谈结束后，在24~48小时内将录音转录为文本文档并完成编辑，在下次的回顾过程中与患者共同阅读，对内容进行增减或修改，核实准确性。

（3）记录

根据患者需要，遵循"时效性、保密性、准确性、结构性和目标取向性"原则制作生命回顾手册。其中包括患者对每个问题答案的关键词及喜欢的照片和图片，采用第一人称叙事的方式记录，尽可能使用患者的文字，保持患者自己的风格。

3.评价

生命回顾可降低终末期肿瘤患者的焦虑、抑郁及心理痛苦，帮助患者找到生命的意义和价值，从而改善对死亡的态度，提高生活质量。可采用量表与访谈相结合的方式，在生命回顾访谈结束后和提供给患者最终生命回顾手册后分别进行效果评价。使用医院焦虑抑郁量表

（HADS）测量焦虑抑郁水平，使用心理痛苦温度计测量心理痛苦水平。

4.注意事项

治疗时机应尽量选择在患者病情稳定、状态最佳的时期进行，综合考虑患者的预期寿命，合理安排生命回顾的时机和次数。在访谈的过程中，实施人员应该有敏锐的洞察力和访谈技巧。

（三）推荐意见

（1）实施者需有安宁疗护相关经验，接受过生命回顾培训。

（2）由实施者按照引导性问题引导推进，以尊重患者感受和表达意愿为准则。访谈应包括童年及青少年时期、成年时期及肿瘤经历3个阶段。

（3）干预方式应个体化，谈话时长、次数及频率根据患者身体状况和谈话意愿决定，选择在患者状态最佳时进行。

（4）生命回顾手册应遵循"时效性、保密性、准确性、结构性和目标取向性"原则编辑。

（5）评价生命回顾疗效可用量表与访谈相结合的方式，注重患者的主观反馈。

二、尊严疗法

（一）背景

尊严疗法是一种适用于终末期肿瘤患者的以实证为基础、简单易行的个体化精神心理治疗干预，由受过尊严疗法专业培训的医务人员实施，通过录音访谈的形式为患者提供一个讲述重要人生经历、分享内心感受和情感、传递人生智慧、表达期望祝愿的机会，从而增强患者的尊严感、生命意义感和使命感，减轻患者精神相关痛苦，使其有尊严地度过人生最后时光。尊严疗法最终把录音访谈转换为一份精心编辑的文本文档，供患者分享给所爱之人，给予家属慰藉。

（二）证据

1.评估

评估终末期肿瘤患者的一般情况，如病情、认知能力、配合程度、心理状况和需求及其对尊严疗法的了解程度和接受意愿，据此判断患者是否可以进行尊严疗法。尊严疗法适用于患有威胁生命疾病、处于终末期但意识与认知能力正常，能对访谈问题进行回答的患者。身体太虚弱或预计生存期少于2周的患者不推荐进行尊严疗法，若患者有强烈参与意向，则需协调治疗计划，在短期内（3天）完成治疗。医院内医生、护士、社会工作者、安宁疗护志愿者等均可成为尊严疗法治疗师，但需接受相关培训并掌握尊严疗法基本知识和访谈技巧。

2.实施

（1）实施前准备

正式访谈前，治疗师需与患者及家属会面，介绍会面目的、何为尊严疗法、可能益处、实施过程及时间、患者和治疗师分别做什么，并向其提供尊严疗法问题提纲。提前掌握患者姓名、年龄、婚姻状况、教育经历、工作情况、家庭成员、病情信息，为患者的尊严疗法访谈构建框架。约定尊严疗法正式访谈的时间、地点，需保证环境安静、舒适、私密。

（2）实施访谈

访谈中，以尊重患者情感与意愿为基础，灵活运用问题提纲引导患者讲述认为重要或想记录下来的事情。访谈内容包括以下主题：重要回忆、关于自我、人生角色、个人成就、特定事情、期望梦想、经验之谈、人生建议和其他事务。每次访谈时长根据患者身体和情感状况及表达意愿而定，推荐不长于60分钟，共1~2次访谈为宜；如需两次访谈，间隔时间不宜超过3天。

（3）创建传承文档

访谈结束后24小时内将录音转录为文本文档，3天内完成文档初次编辑，并向患者澄清模糊信息，核对涉及的人物姓名及其和患者的关系、事件发生的时间、地点等细节信息，确保文档信息的真实性和准确性。访谈后5~8天完成传承文档的修改与图文编辑，并将最终文档提供给患者，供其保存或分享给选定的文档接收人。全程注意患者的信息保密。

3.评价

系统评价显示，尊严疗法干预后患者的尊严水平得以提升，心理痛苦得以缓解，自我感知的个人价值感和意义感增强。推荐使用量表与访谈相结合的方式评价尊严疗法的干预效果。尊严疗法访谈结束后即刻及提供最终版传承文档给患者时均为适宜的评价时点。推荐使用患者尊严量表（patient dignity inventory，PDI）、心理痛苦温度计或HADS评价患者的尊严水平及心理痛苦。患者的主观反馈尤为重要，可通过访谈深入了解患者在疗程中的感受及自我感知的个人价值感和意义感的变化。

4.注意事项

征得患者同意后可允许家属陪同参与尊严疗法正式访谈，但应保证患者在治疗中的主体地位。治疗全程应避开"死亡""临终""去世"等易使患者和家属产生不愉快体验和联想的词语，并始终保持尊严肯定立场。

（三）推荐意见

（1）接受过尊严疗法相关培训的医院内医生、护士、社会工作者、安宁疗护志愿者等均可成为尊严疗法治疗师。

（2）治疗开始前，应掌握患者基本信息，为尊严疗法构建无形的个人故事框架。

（3）治疗过程中，宜按问题提纲灵活推进，获取足够信息，但应以尊重患者感受和表达意愿为准则。

（4）文档编辑应遵循"时效性、保密性、准确性"的原则。

（5）评价尊严疗法效果可用量表与访谈相结合的方式，并注重患者主观反馈。

第八章

善终服务

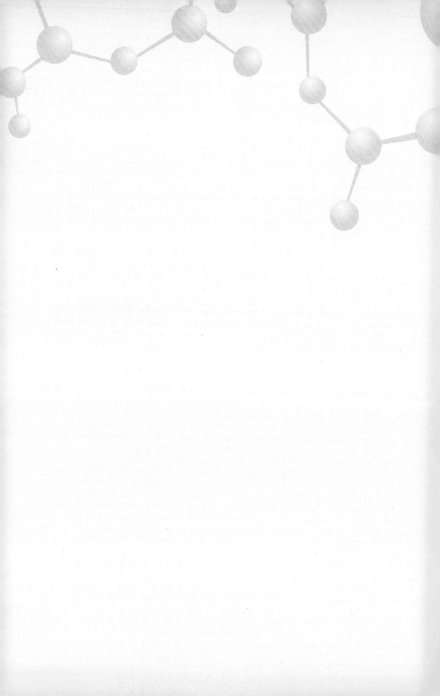

一、哀伤辅导

（一）背景

哀伤（grief）是指个人在失去亲近对象时产生的自然情感反应，包括思想、感受、行为和生理反应，终末期肿瘤患者照顾者常因丧亲发生多种哀伤反应。大约15%的照顾者在丧亲时若得不到及时有效的心理辅导及帮助，会表现出不同程度的悲伤或抑郁症状，可能发展为情绪障碍甚至延长哀伤障碍。国外学者将哀伤辅导（grief counseling，GC）定义为促进丧亲者对失去的适应并逐渐恢复正常生活，对非正常的悲伤给予辅导以阻止其向非正常哀伤演变。国内学者将其定义为专业人员协助丧亲者在合理时间内的正常悲伤，以促进丧亲者的正常生活。

（二）证据

1.评估

接受过哀伤辅导培训的医务人员在患者离世前对有需求的照顾者介入哀伤辅导。通常使用美国卫生保健研究和质量机构2017年推荐的悲伤评估量表（grief evaluation measure，GEM）和修订版悲伤体验量表（revised grief experience inventory，R-GEI）作为评估筛查和指导干预工具。

2.实施

（1）实施方法

个人心理辅导、团体哀伤辅导、存在行为疗法、正念疗法、心理社会支持性写作干预等；个人心理治疗、团体哀伤辅导可降低丧亲者在患者死亡6个月内的悲伤、抑郁、焦虑及复杂性哀伤的发生率。存在行为疗法、正念疗法等心理干预方法可降低悲伤反应、抑郁和焦虑发生率，且减轻丧亲者的痛苦体验，提高生活质量。

（2）实施过程

①接纳死亡事实：帮助照顾者接纳亲人即将离去的事实，鼓励当事人向逝者告别，重视他们的分离焦虑和痛苦感受。提供善别辅导，引导照顾者认识生存、临终、死亡和哀伤等事实，思考生命，积极面对人生。

②鼓励释放情绪：理解丧亲者不同的哀伤反应，鼓励其表达情绪和担忧。以同理心聆听和了解丧亲者担忧，中间不打断，过程中应注意眼神接触和目光交流，可辅以音乐疗法、香薰疗法、色彩疗法等缓解丧亲者精神压力，改善其哀伤情绪。

③帮助建立社会支持网络：患者离世后，实施者主

动联系丧亲者亲戚或朋友，指导亲友间相互安慰诉说，为其提供情感支持；使丧亲者适应逝者走后的生活，知晓如何应对日后角色的转变，尽快投入新生活。指导丧亲者调适丧亲后的负性情绪，提供如哀伤互助小组和心理咨询公益组织的联系方式。

④引导生活重回正轨：引导丧亲者赋予逝者死亡的意义，寻找自身生活弹性，促进创伤后的快速成长。

（3）记录

及时记录并告知医务团队其他成员哀伤辅导结果。

3.评价

目前评价哀伤辅导干预效果工具包括延长哀伤量表-13（prolonged grief-13，PG-13）、创伤后应激障碍症状清单（the PTSD checklist-civilianversion，PCL-C）、抑郁自评量表（self-rating depression scale，SDS）和焦虑自评量表（self-rating anxiety scale，SAS）。根据照顾者哀伤辅导效果，制订个体化随访方案，患者死亡6个月内，至少对丧亲者进行一次随访。在随访时需要对哀伤症状和风险定期评估，若出现异常强烈哀伤、延长哀伤障碍、抑制和扭曲的哀伤等异常或病理性哀伤，则应考虑转介至精神卫生中心进行临床干预和治疗。

4.注意事项

哀伤辅导应基于个人需求，在治疗过程中持续评估需求是否得到满足。实施过程中，若丧亲者出现严重哀伤反应或应激障碍，建议转介至精神卫生中心进行干预与治疗。

（三）推荐意见

（1）接受过哀伤辅导专业培训的医务人员可开展哀伤辅导。

（2）在终末期肿瘤患者死亡前对有需求的照顾者介入哀伤辅导。

（3）使用悲伤评估量表和悲伤体验量表（修改版）筛查高风险人群及存在长期或复杂哀伤的丧亲者。

（4）可使用个人心理辅导、团体哀伤辅导、正念疗法、存在行为疗法、社会支持性写作干预等进行哀伤辅导。

（5）应提供社会支持资源获取信息，如哀伤互助小组和心理咨询组织的联系方式。

（6）异常或病理性哀伤，应考虑转介至精神卫生中心进行干预和治疗。

二、遗体护理

(一) 背景

遗体护理是指患者死亡后，对其遗体行一系列的护理程序，涉及逝者、家庭、医院以及心理学、社会学等多方面的问题。遗体护理是提高安宁疗护质量的重要因素，是终末期肿瘤患者安宁疗护的必要环节。良好的遗体护理既是对离世者的同情和尊重，也是对家属的支持和心理慰藉。

(二) 证据

1.评估

护理团队评估家属对遗体护理的意愿及需求，明确逝者是否需要遗体捐献。评估遗体的一般状况（面容、清洁程度、有无伤口、引流管等）、诊断、治疗、抢救过程、死亡时间、死亡原因以及逝者是否有传染病。评估家属情绪及合作程度，了解逝者及其家属的文化背景。

2.实施

患者死亡后，接到医生开具的死亡诊断书并进行全面的评估后进行遗体护理。

（1）实施前准备

①护士应衣帽整洁，修剪指甲、洗手、戴口罩、戴手套，必要时备隔离衣、医用圆帽及消毒液等。态度严肃认真，表情庄重。

②准备血管钳、剪刀、棉签、松节油、绷带、不脱脂棉球、弯盘、梳子、尸袋或尸单、衣裤、鞋、袜、擦洗用具、酒精、屏风、手消毒液、别针、尸体鉴别卡、生活垃圾桶、医用垃圾桶。有伤口者备换药用物。

③环境安静、肃穆、关好门窗，必要时使用屏风遮挡。

④礼貌称呼并真诚问候离世者家属，主动进行自我介绍。

⑤再次核对医嘱及死亡通知单、核对用物、核对离世者身份。

（2）实施过程

①管道处理：若无特殊情况，征得家属同意后，撤去各种医疗仪器、吸氧管、输液管、引流管、胃管、导尿管等治疗用物。

②填塞腔道：用血管钳将棉球填塞于鼻腔、口腔、耳道、肛门、阴道等腔道口，以免腔道流出液体，注意

棉球不外露。

③遗体清洁：放平床头，使遗体仰卧，头下垫软枕，防止面部淤血、变色。清洁面部，为逝者梳理头发。闭合口、眼，维持遗体外观，避免面部变形。用屏风遮挡，脱去逝者衣裤，擦净全身，用松节油或酒精擦净胶布痕迹。按逝者生前遗愿或家属的要求穿好衣物。双臂放于身体两侧，用大单遮盖遗体。

④遗体辨识：第一张识别卡系在遗体右手腕部，把遗体放进尸袋里或用尸单包裹，须用绷带在胸部、腰部、踝部固定牢固。第二张识别卡缚在胸前尸袋或尸单上。由太平间工作人员将遗体送至太平间，置于停尸屉内，第三张识别卡放在停尸屉外的卡槽内。

⑤遗物管理：清点逝者遗物交给家属，若家属不在，应由两人清理后，列出清单交给护士长代为保管，后转交家属。

⑥终末消毒：非传染病患者按一般出院患者方法处理床单位，传染病患者按传染病患者终末消毒方法处理床单位。

（3）记录

整理病历，完成各项记录，注销各种执行单，办理出院手续。

3.评价

遗体护理中护士操作轻柔、熟练、规范。遗体应得到尊严和尊重的护理，符合逝者及家属的意愿。护理后遗体整洁，无渗液，外观良好，易于辨认。

4.注意事项

如需要遗体捐赠，则遵循相应捐赠流程。传染病患者的遗体使用消毒液擦洗，并用消毒液浸泡的棉球填塞各腔道，用尸单包裹遗体后装入防渗漏尸袋中，并粘贴传染标识。根据文化背景，邀请家属共同进行遗体护理或请家属暂离病房。

（三）推荐意见

（1）终末期肿瘤患者的遗体护理应秉持"尊重、同情、严肃、认真"的原则。

（2）遗体护理应在确认患者死亡，医生开具死亡诊断书后尽快进行。

（3）应保持遗体清洁、无渗液，维持良好的遗体外观。

（4）遗体护理过程中，应尊重逝者及家属的意愿，对遗体进行个性化护理。

参考文献

1. 谌永毅，吴欣娟，李旭英，等. 健康中国建设背景下安宁疗护事业的发展. 中国护理管理，2019，19（06）：801-806.

2. 陆宇晗. 我国安宁疗护的现状及发展方向. 中华护理杂志，2017，52（06）：659-664.

3. 苗苗，姚兰，姚芠芠，等. 居家安宁疗护照顾者照护体验质性研究的Meta整合. 中华护理杂志，2022，57（05）：608-616.

4. Mason H，Derubeis Mb，Hesseltine B. Early Palliative Care For Oncology Patients：How Aprns Can Take The Lead. Journal Of The Advanced Practitioner In Oncology，2021，12（5）：477-484.

5. 靳妍，乔艳华. 我国社区安宁疗护现状及发展策略. 医学研究与教育，2022，39（01）：54-60.

6. Woo KY，Krasner DL，Kennedy B，et al. Palliative Wound Care Management Strategies For Palliative Patients And Their Circles Of Care. Advances in skin & Wound care，2015，28（3）：130-142.

7. 方洪鑫，甄橙. 安宁疗护的起源与发展初探. 中华医史杂志，2021，51（04）：218-212.

8.袁长蓉.对肿瘤患者安宁疗护发展趋势的思考.上海护理，2017，17（05）：5-8.

9.National Guideline Alliance. End Of Life Care For Adults：Service Delivery. [2022-09-27]

10.NCCN. NCCN Clinical Practice Guidelines In Oncology：Adult Cancer Pain（Version 2.2022）. [2022-09-04].

11.袁玲，于成功，傅晓红，等.南京市安宁疗护服务规范.实用老年医学，2022，36（06）：541-551.

12.DynaMed. Hospice Eligibility And Care. Ebsco Information Services. [2022-09-16].

13.BC. Palliative Care For The Patient With Incurable Cancer Or Advanced Disease. [2022-09-17].

14.The Gold Standards Framework Centre. The Gold Standards Framework Proactive Identification Guidance. [2022-09-25].

15.The University of Edinburgh. The Supportive And Palliative Care Indicators Tool. [2022-09-25].

16.Schierenbeck SJ，Elertson K. Effect of a Palliative Care Screening Tool for Oncology Patients. Journal of Hospice and Palliative Nursing，2022，24（2）：119-124.

17. Sei L. Survival Estimates In Advanced Terminal Cancer.
    [2022-09-27].

18. Seow H，Tanuseputro P，Barbera L，et al. Develop-
    ment And Validation Of a Prognostic Survival Model
    With Patient-Reported Outcomes For Patients With Can-
    cer. JAMA Network Open，2020，3（4）：e201768.

19. Crawford GB，Dzierżanowski T，Hauser K，et al. ES-
    MO Guidelines Committee. Care Of The Adult Cancer
    Patient At The End Of Life：ESMO Clinical Practice
    Guidelines. ESMO Open. 2021，6（4）：100225.

20. Tsimberidou AM，Hong DS，Wheler JJ，et al. Long-
    Term Overall Survival And Prognostic Score Predicting
    Survival：The Impact Study In Precision Medicine. Jour-
    nal of Hematology & Oncology. 2019，12（1）：145.

21. 郁文恺，陈健琳，雷锐，等.临终患者病情评估表与
    常见生存期预测量表对肿瘤晚期患者生存期预测准
    确性比较研究.中国全科医学，2022，25（07）：
    851-858.

22. Chow R，Bruera E，Temel JS，et al. Inter-Rater Reli-

ability In Performance Status Assessment Among Health-care Professionals： An Updated Systematic Review And Meta-Analysis. Supportive Care in Cancer，2020，28（5）：2071-2078.

23. Nie D，Zhang L，Wang C，et al. A High Glasgow Prognostic Score（Gps）Or Modified Glasgow Prognostic Score（Mgps）Predicts Poor Prognosis In Gynecologic Cancers： a Systematic Review And Meta-Analysis. Archives of Gynecology and Obstetrics，2020，301（6）：1543-1551.

24. Baile WF，Buckman R，Lenzi R，et al. SPIKES-A Six-Step Protocol For Delivering Bad News： Application To The Patient With Cancer. Oncologist，2000，5（4）：302-311.

25. Zachariae R，Pedersen CG，Jensen AB. Association Of Perceived Physician Communication Style With Patient Satisfaction，Distress，Cancer-Related Self- Efficacy，And Perceived Locus Of Control Over The Disease. British Journal of Cancer，2003，88（5）：658-665.

26. Back AL，Arnold RM，Baile WF，et al. Efficacy Of

Communication Skills Training For Giving Bad News And Discussing Transitions To Palliative Care. Archives of Internal Medicine，2007，167（5）：453-460.

27. Seifart C，Hofmann M，Bär T，et al. Breaking Bad News-What Patients Want And What They Get：Evaluating The Spikes Protocol In Germany. Annals of Oncology，2014，25（3）：707-711.

28. 王莉莉，顾则娟，杜艳鸣，等 . SHARE沟通模式在乳腺癌患者病情告知中的应用 . 中国护理管理，2019，19（12）：1827-1832.

29. 唐绍军，姜洁，曾利辉 . 恶性肿瘤患者病情告知时的伦理冲突与应对策略 . 中国医学伦理学，2017，30（10）：1259-1262.

30. National Coalition For Hospice And Palliative Care Clinical Practice Guidelines For Quality Palliative Care，4th Edition，2018.

31. Oxford Textbook Of Communication In Oncology And Palliative Care 2th Edition，2017.

32. Sudore RL，Heyland DK，Lum HD，et al. Outcomes That Define Successful Advance Care Planning：A Del-

phi Panel Consensus. Journal of Pain and Symptom Management, 2018, 55（2）：245-255.e8.

33. 王丽媛，于子旭，曲海丽，等. 肿瘤患者及家属预立医疗照护计划参与经历的Meta整合. 中国护理管理，2021，21（6）：887-892.

34. 邓志坚，陈相应，杨柳，等. 癌症患者及家属参与预立医疗照护计划体验质性研究的Meta整合. 中华护理杂志，2020，55（12）：1864-1870.

35. 邱业银，张江辉，缪佳芮，等. 晚期肿瘤患者预立医疗照护计划干预模式构建与可行性研究. 中国实用护理杂志，2020，36（28）：2179-2186.

36. Song K，Amatya B，Voutier C，et al. Advance Care Planning In Patients With Primary Malignant Brain Tumors：A Systematic Review. Frontiers In Oncology，2016，6：223.

37. NICE. End Of Life Care For Infants，Children And Young People With Life-Limiting Conditions：Planning And Management. [2022-09-17].

38. Kishino M，Ellis-Smith C，Afolabi O，et al. Family Involvement In Advance Care Planning For People Living

With Advanced Cancer：A Systematic Mixed-Methods Review. Palliative Medicine，2022，36（3）：462-477.

39. 中华人民共和国国家卫生健康委员会.癌症疼痛诊疗规范（2018年版）.临床肿瘤学杂志，2018，23（10）：937-944.

40. 冯丹，陈萍，刘行，等.安宁疗护疼痛管理指南的系统评价.护理研究，2021，35（01）：48-54.

41. 王昆.癌性爆发痛专家共识（2019年版）.中国肿瘤临床，2019，06：267-271.

42. 周宁，姜姗.安宁疗护患者临终前镇痛镇静药物的应用及风险防范.医学与哲学，2018，39（04）：18-20.

43. 马丽芳，刘玉芬，卿雁冰，等.乳腺癌相关淋巴水肿评估与管理指南的质量评价与内容分析.护理学杂志，2021，36（6）：22-26.

44. 中国医师协会急诊医师分会，中国心胸血管麻醉学会急救与复苏分会.中国急性心力衰竭急诊临床实践指南（2017）.临床医学研究与实践，2018，3（02）：201.

45. 中华医学会外科学分会血管外科学组，中国医师协会血管外科医师分会，中国医疗保健国际交流促进会血管外科分会，等. 中国慢性静脉疾病诊断与治疗指南. 中华医学杂志，2019，99（39）：3047-3061.

46. Davies C，Levenhagen K，Ryans K，et al. Interventions For Breast Cancer-Related Lymphedema：Clinical Practice Guideline From The Academy Of Oncologic Physical Therapy Of Apta. Physical Therapy，2020，100（7）：1163-1179.

47. Benson AB，Venook AP，Al-Hawary MM，et al. Rectal Cancer，Version 2.2018，NCCN Clinical Practice Guidelines In Oncology. Journal Of The National Comprehensive Cancer Network，2018，16（7）：874-901.

48. Greenlee H，DuPont-Reyes MJ，Balneaves LG，et al. Clinical Practice Guidelines On The Evidence-Based Use Ofintegrative Therapies During And After Breast Cancer Treatment. A Cancer Journal for Clinicians，2017，67（3）：194-232.

49. Foggo V，Cavenagh J. Malignant Causes Of Fever Of Unknown Origin. Clinical Medicine（London，England），

2015，15（3）：292-294.

50. NCCN. NCCN Clinical Practice Guidelines In Oncology：Prevention And Treatment Of Cancer-Related Infections（Version 2. 2022）. [2022-08-19].

51. Odagiri T，Morita T，Sakurai H，et al. Multicenter Cohort Study To Explore Differentiating Factors Between Tumor Fever And Infection Among Advanced Cancer Patients. Journal of Palliative Medicine. 2019，22（11）：1331-1336.

52. 刘畅，徐萌.清热解毒类中药治疗癌性发热的Meta分析.山东医药，2013，53（40）：1-5.

53. Zhang H，Wu Y，Lin Z，et al. Naproxen For The Treatment Of Neoplastic Fever：A Prisma-Compliant Systematic Review And Meta-Analysis.Medicine（Baltimore），2019，98（22）：e15840.

54. 海峡两岸医药卫生交流协会全科医学分会.姑息治疗与安宁疗护基本用药指南.中国全科医学，2021，24（14）：1717-1734.

55. Jørgensen KJ，Gøtzsche PC，Dalbøge CS，et al. Voriconazole Versus Amphotericin B Or Fluconazole In Can-

cer Patients With Neutropenia. The Cochrane Database of Systematic Reviews，2014（2），CD004707.

56. Macedo F，Nunes C，Ladeira K，et al. Antimicrobial Therapy In Palliative Care：An Overview. Supportive Care In Cancer，2018，26（5）：1361-1367.

57. 谌永毅，刘翔宇. 安宁疗护专科护理. 北京：人民卫生出版社，2020.

58. Fabi A，Bhargava R，Fatigoni S，（2020）. Cancer-Related Fatigue：Esmo Clinicalpractice Guidelines For Diagnosis And Treatment. Annals of Oncology，2020，31（6）：713-723.

59. 张剑军，钱建新. 中国癌症相关性疲乏临床实践诊疗指南（2021年版）. 中国癌症杂志，2021，31（09）：852-872.

60. Howell D，Keller-Olaman S，Oliver TK，et al. A Pan-Canadian Practice Guideline And Algorithm：Screening，Assessment，And Supportive Care Of Adults With Cancer-Related Fatigue. Current Oncology，2013，20（3）：e233-e246.

61. Bower JE，Bak K，Berger A，et al. Screening，Assess-

ment，And Management Of Fatigue In Adult Survivors Of Cancer：An American Society Of Clinical Oncology Clinical Practice Guideline Adaptation. Journal of Clinical Oncology，2014，32（17）：1840-1850.

62. 中国抗癌协会癌症康复与姑息治疗专业委员会，中国临床肿瘤学会肿瘤支持与康复治疗专家委员会. 癌症相关性疲乏诊断与治疗中国专家共识. 中华医学杂志，2022，102（3）：180-189.

63. NCCN. NCCN Clinical Practice Guidelines in Oncology：Cancer-Related Fatigue（Version2.2022）. [2022-09-28].

64. Fu HJ，Zhou H，Tang Y，et al. Tai Chi And Other Mind-Body Interventions For Cancer-Related Fatigue：An Updated Systematic Review And Network Meta-Analyses Protocol. BMJ Open，2022，12（1）：e52137.

65. BMJ best practice. Assessment Of Fatigue（2022）. [2022-09-29].

66. Maggiore RJ，Dale W，Gross CP，et al. Polypharmacy And Potentially Inappropriate Medication Use In Older Adults With Cancer Undergoing Chemotherapy：Effect

On Chemotherapy-Related Toxicity And Hospitalization During Treatment. Journal of the American Geriatrics Society, 2014, 62（8）: 1505-1512.

67. Ligibel JA, Bohlke K, May AM, et al. Exercise, Diet, and Weight Management During Cancer Treatment: ASCO Guideline. Journal of Clinical Oncology, 2022, 40（22）: 2491-2507.

68. Morley JE, Vellas B, van Kan GA, et al. Frailty Consensus: a Call To Action. Journal of the American Geriatrics Society, 2013, 14（6）: 392-397.

69. Dent E, Lien C, Lim WS, et al. The Asia-Pacific Clinical Practice Guidelines for the Management of Frailty. Journal of the American Geriatrics Society, 2017, 18（7）: 564-575.

70. Ruiz JG, Dent E, Morley JE, et al. Screening For And Managing The Person With Frailty In Primary Care: ICFSR Consensus Guidelines. Journal of Nutrition, health & aging, 2020, 24（9）: 920-927.

71. Dent E, Morley JE, Cruz-Jentoft AJ, et al. Physical Frailty: ICFSR International Clinical Practice Guide-

lines For Identification And Management. Journal of Nutrition，Health & Aging，2019，23（9）：771-787.

72. Marcos-PérezD，Sánchez-FloresM，ProiettiS，et al. Association Of Inflammatory Mediators With Frailty Status In Older Adults：Results From a Systematic Review And Meta-Analysis. Geroscience，2020，42（6）：1451-1473.

73. 中华医学会老年医学分会，《中华老年医学杂志》编辑委员会. 老年人衰弱预防中国专家共识（2022）. 中华老年医学杂志，2022，41（5）：9.

74. Apóstolo J，Cooke R，Bobrowicz-Campos E，et al. Effectiveness Of Interventions To Prevent Pre-Frailty And Frailty Progression In Older Adults：a Systematic Review. JBI Database of Systematic Reviews and Implementation Reports，2018，16（1）：140-232.

75. 中华医学会老年医学分会，郝秋奎，李峻，等. 老年患者衰弱评估与干预中国专家共识. 中华老年医学杂志，2017，36（03）：251-256.

76. Stephenson J，Davies A. An Assessment Of Aetiology - Based Guidelines For The Management Of Nausea And

Vomiting In Patients With Advanced Cancer. Supportive Care in Cancer, 2006, 14 (4): 348 -353.

77.Dietz I, Schmitz A, Lampey I, et al. Evidence For The Use Of Levomepromazine For Symptom Control In The Palliative Care Setting: a Systematic Review. BMC Palliative Care, 2013, 12: 2.

78.Walsh D, Davis M, Ripamonti C, et al. 2016 Updated MASCC/ESMO Consensus Recommendations: Management Of Nausea And Vomiting In Advanced Cancer. Supportive Care in Cancer, 2017, 25 (1): 333 -340.

79. Davis MP, Hallerberg G, Palliative Medicine Study Group Of The Multinational Association Of Supportive Care In C. A Systematic Review Of The Treatment Of Nausea And/Or Vomiting In Cancer Unrelated To Chemotherapy Or Radiation. Journal of Pain and Symptom Management, 2010, 39 (4): 756-767.

80. Hesketh PJ, Kris MG, Basch E, et al. Antiemetics: American Society Of Clinical Oncology Clinical Practice Guideline Update. Journal of Clinical Oncology, 2017, 35 (28): 3240-3261.

81. 曹晖，陈亚进，顾小萍，等.中国加速康复外科临床实践指南（2021版）.中国实用外科杂志，2021，41（9）：961-992.

82. 姜文奇，巴一，冯继锋，等.肿瘤药物治疗相关恶心呕吐防治中国专家共识（2019年版）.中国医学前沿杂志（电子版），2019，11（11）：16-26.

83. Ravasco P，Monteiro-Grillo I，Camilo M. Individualized Nutrition Intervention Is Of Major Benefit To Colorectal Cancer Patients：Long-Term Follow-Up Of a Randomized Controlled Trial Of Nutritional Therapy. American Journal of Clinical Nutrition，2012，96（6）：1346-1353.

84. Rodin G，Lo C，Rydall A，et al. Managing Cancer And Living Meaningfully（Calm）：A Randomized Controlled Trial Of a Psychological Intervention For Patients With Advanced Cancer. Journal of Clinical Oncology，2018，36（23）：2422-2432.

85. Barsevick AM，Dudley W，Beck S，et al. A Randomized Clinical Trial Of Energy Conservation For Patients With Cancer-Related Fatigue. Cancer，2004，100

(6): 1302-1310.

86. Lu Y, Qu HQ, Chen FY, et al. Effect Of Baduanjin Qigong Exercise On Cancer-Related Fatigue In Patients With Colorectal Cancer Undergoing Chemotherapy: A Randomized Controlled Trial. Oncology Research and Treatment, 2019, 42 (9): 431-439.

87. Solheim TS, Laird BJA, Balstad TR, et al. A Randomized Phase Ii Feasibility Trial Of a Multimodal Intervention For The Management Of Cachexia In Lung And Pancreatic Cancer. Journal of Cachexia, Sarcopenia and Muscle, 2017, 8 (5): 778-788.

88. Temel JS, Abernethy AP, Currow DC, et al. Anamorelin In Patients With Non-Small-Cell Lung Cancer And Cachexia (ROMANA 1 and ROMANA 2): Results From Two Randomised, Double-Blind, Phase 3 Trials. The Lancet Oncology, 2016, 17 (4): 519-531.

89. Currow DC, Glare P, Louw S, et al. A Randomised, Double Blind, Placebo-Controlled Trial Of Megestrol Acetate Or Dexamethasone In Treating Symptomatic Anorexia In People With Advanced Cancer. Scientific Re-

ports，2021，11（1）：2421.

90. Navari RM，Pywell CM，Le-Rademacher JG，et al. Olanzapine For The Treatment Of Advanced Cancer-Related Chronic Nausea And/Or Vomiting：A Randomized Pilot Trial. JAMA Oncology，2020，6（6）：895-899.

91. BC Centre for Palliative Care. B.C. Inter-professional Palliative Symptom Management Guidelines. [2022-9-24].

92. 国家卫生计生委办公厅. 国家卫生计生委办公厅关于印发安宁疗护实践指南（试行）的通知. [2017-02-09]http://www. nhc. gov. cn / yzygj / s3593 / 201702 / 83797c0261a94781b158dbd76666b717.shtml.

93. Larkin PJ，Cherny NI，La Carpia D，et al. Diagnosis，Assessment And Management Of Constipation In Advanced Cancer：ESMO Clinical Practice Guidelines. Annals of Oncology，2018，29（Suppl 4）：v111-v125.

94. Zanatto RM，Lisboa CN，de Oliveira JC，et al. Brazilian Society Of Surgical Oncology Guidelines For Malignant Bowel Obstruction Management. Journal of Surgical Oncology，2022，126（1）：48-56.

95. East M，Edition NAM. NCCN Clinical Practice Guide-

lines in Oncology（NCCN Guidelines®）. [2022-09-30].

96. 王骁，李兆星，范焕芳，等. 恶性肠梗阻的中西医治疗进展. 中国老年学杂志，2020，40（05）：1101-1105.

97. 王秀娟，贾传春. 循证护理在晚期恶性肿瘤并发肠梗阻患者中的应用效果分析. 中国医学创新，2015，12（09）：80-83.

98. Higashiguchi T，Ikegaki J，Sobue K，et al. Guidelines For Parenteral Fluid Management For Terminal Cancer Patients. Japanese Journal of Clinical Oncology，2016，46（11）：986-992.

99. Hisanaga T，Shinjo T，Imai K，et al. Clinical Guidelines For Management Of Gastrointestinal Symptoms In Cancer Patients：The Japanese Society Of Palliative Medicine Recommendations. Journal of Palliative Medicine，2019，22（8）：986-997.

100. Runyon BA. Evaluation Of Adults With Ascites. [2022-09-28].

101. Runyon BA. Malignancy-Related Ascites. [2022-09-

28].

102. 季加孚，沈琳，徐惠绵，等.胃癌腹膜转移防治中国专家共识.中华胃肠外杂志，2017，05：481-490.

103. 国家卫生计生委合理用药专家委员会.消化道恶性肿瘤合理用药指南.中国合理用药探索，2017，14（09）：5-54.

104. Wang TJ，Wang HM，Yang TS，et al. The Effect Of Abdominal Massage In Reducing Malignant Ascites Symptoms. Research in Nursing and Health，2015，38（1）：51-59.

105. 袁小红，杨姮，杨永健.皮硝外敷治疗癌性腹水的效果观察.护理研究，2014，28（20）：2512-2513.

106. 中国吞咽障碍康复评估与治疗专家共识组.中国吞咽障碍评估与治疗专家共识（2017年版）第一部分 评估篇.中华物理医学与康复杂志，2017，39（12）：881-892.

107. Jiang N，Zhang LJ，Li LY，et al. Risk Factors For Late Dysphagia After（Chemo）Radiotherapy For Head And Neck Cancer：A Systematic Methodological

Review. Head &Neck，2016，38（5）：792-800.

108. Baijens LWJ，Walshe M，Aaltonen LM，et al. European White Paper：Oropharyngeal Dysphagia In Head And Neck Cancer. European Archives Of Oto-Rhino-Laryngology，2021，278（2）：577-616.

109. Hutchison AR，Cartmill B，Wall LR，et al. Dysphagia Optimized Radiotherapy To Reduce Swallowing Dysfunction Severity In Patients Undergoing Treatment For Head And Neck Cancer：A Systematized Scoping Review. Head & Neck，2019，41（6）：2024-2033.

110. 中国康复医学会康复护理专业委员会. 吞咽障碍康复护理专家共识. 护理学杂志，2021，36（15）：1-4.

111. Ye X，Chang YC，Findlay M，et al. The Effect Of Timing Of Enteral Nutrition Support On Feeding Outcomes And Dysphagia In Patients With Head And Neck Cancer Undergoing Radiotherapy Or Chemoradiotherapy：A Systematic Review. Clinical Nutrition ESPEN，2021，44：96-104.

112. 中国吞咽障碍康复评估与治疗专家共识组. 中国吞

咽障碍评估与治疗专家共识（2017年版）第二部分 治疗与康复管理篇. 中华物理医学与康复杂志，2018，40（1）：1-10.

113. Cohen EE, LaMonte SJ, Erb NL, et al. American Cancer Society Head And Neck Cancer Survivorship Care Guideline. CA Cancer Journal of Clinicians，2016，66（3）：203-239.

114. David H，Kari B，Ting B，et al. Management Of Dyspnea In Advanced Cancer：ASCO Guideline. Journal of Clinical Oncology，2021，39（12）：1389-1411.

115. Kloke M，Cherny N，ESMO Guidelines Committee. Treatment Of Dyspnoea In Advanced Cancer Patients：ESMO Clinical Practice Guidelines. Annals of Oncology，2015，26（5）：v169-73.

116. Parshall MB，Schwartzstein RM，Adams L，et al. American Thoracic Society Committee On Dyspnea. An Official American Thoracic Society Statement：Update On The Mechanisms，Assessment，And Management Of Dyspnea. American Journal of Respiratory and Critical Care Medicine，2012，185（4）：435-452.

117. Feliciano JL，Waldfogel JM，Sharma R，et al. Pharmacologic Interventions For Breathlessness In Patients With Advanced Cancer：A Systematic Review And Meta-Analysis. JAMA Network Open，2021，4（2）：e2037632.

118. Luckett T，Phillips J，Johnson MJ，et al. Contributions Of a Hand-Held Fan To Self-Management Of Chronic Breathlessness. European Respiratory Journal，2017，50（2）：1700262.

119. Gupta A，Sedhom R，Sharma R，et al. Nonpharmacological Interventions For Managing Breathlessness In Patients With Advanced Cancer：A Systematic Review. JAMA Oncology，2021，7（2）：290-298.

120. Barnes H，McDonald J，Smallwood N，et al. Opioids For The Palliation Of Refractory Breathlessness In Adults With Advanced Disease And Terminal Illness. The Cochrane Database Of Systematic Reviews，2016，3（3）：CD011008.

121. 中华医学会呼吸病学分会哮喘学组.咳嗽的诊断与治疗指南（2021）.中华结核和呼吸杂志，2022，

45（01）：13-46.

122.中国临床肿瘤学会肿瘤支持与康复治疗专家委员会，中国抗癌协会肿瘤放射治疗专业委员会，重庆市医药生物技术协会癌症康复与姑息治疗专业委员会.肺癌姑息治疗中国专家共识.中华医学杂志，2022，102（27）：2084-2095.

123.中国抗癌协会癌症康复与姑息治疗专业委员会.肺癌相关性咳嗽诊疗中国专家共识.中华医学杂志，2021，101（35）：2751-2759.

124.Schmit K M，Coeytaux R R，Goode A P，et al. Evaluating Cough Assessment Tools：a Systematic Review. Chest，2013，144（6）：1819-1826.

125.Ryan NM，Vertigan AE，Birring SS. An Update And Systematic Review On Drug Therapies For The Treatment Of Refractory Chronic Cough. Expert Opinion on Pharmacotherapy，2018，19（7）：687-711.

126.International Association For Hospice & Palliative Care. The IAHPC Manual of Palliative Care 3rd edition. [2022-09-22].

127.Molassiotis A，Bryan G，Caress A，et al. Pharmacological And Non-Pharmacological Interventions For Cough In Adults With Respiratory And Non-Respiratory Diseases: a Systematic Review Of The Literature. Respiratory Medicine , 2010, 3 (4): 199-206.

128. Denlinger CS, Sanft T, Moslehi JJ, et al. NCCN Guidelines Insights: Survivorship, Version 2.2020. Journal of the National Comprehensive Cancer Network, 2020, 18 (8): 1016-1023.

129. Garland SN, Xie SX, Duhamel K, et al. Acupuncture Versus Cognitive Behavioral Therapy For Insomnia In Cancer Survivors: A Randomized Clinical Trial. Journal of the National Cancer Institute, 2019, 111 (12): 1323-1331.

130. Yennurajalingam S, Carmack C, Balachandran D, et al. Sleep Disturbance In Patients With Cancer: a Feasibility Study Of Multimodal Therapy. BMJ Supportive & Palliative Care, 2021, 11 (2): 170-179.

131. Denlinger CS, Ligibel JA, Are M, et al. Survivorship: Sleep Disorders, Version 1. 2014. Journal of the National Comprehensive Cancer Network, 2014, 12

（5）：630-642.

132.Bernatchez MS，Savard J，Aubin M，et al. Correlates Of Disrupted Sleep-Wakevariables In Patients With Advanced Cancer. BMJ Supportive &Palliative Care，2020，10（1）：55-63.

133.Lam WC，Zhong L，Liu Y，et al. Hong Kong Chinese Medicine Clinical Practice Guideline For Cancer Palliative Care：Pain，Constipation，And Insomnia. Evidence-based Complementary and Alternative Medicine，2019，2019：1038206.

134.Steindorf K，Wiskemann J，Ulrich CM，et al. Effects Of Exercise On Sleep Problems In Breast Cancer Patients Receiving Radiotherapy：a Randomized Clinical Trial. Breast Cancer Research and Treatment，2017，162（3）：489-499.

135.Chen YJ，Li XX，Ma HK，et al. Exercise Training For Improving Patient-Reported Outcomes In Patients With Advanced-Stage Cancer：A Systematic Review And Meta-Analysis. Journal of Pain and Symptom Management，2020，59（3）：734-749.e10.

136. Mercadante S, Adile C, Ferrera P et al. Delirium Assessed By Memorial Delirium Assessment Scale In Advanced Cancer Patients Admitted To An Acute Palliative / Supportive Care Unit. Current Medical Research and Opinion, 2017, 33（7）: 1303-1308.

137. Abe H, Sumitani M, Matsui H, et al. Gabapentinoid Use Is Associated With Reduced Occurrence Of Hyperactive Delirium In Older Cancer Patients Undergoing Chemotherapy: A Nationwide Retrospective Cohort Study In Japan. Anesthesia and Analgesia, 2022, 135（2）: 362-369.

138. Moryl N, Kogan M, Comfort C, et al. Methadone In The Treatment Of Pain And Terminal Delirum In Advanced Cancer Patients. Palliative & Supportive Care, 2005, 3（4）: 311-317.

139. Yokomichi N, Maeda I, Morita T, et al. Association of Antipsychotic Dose With Survival Of Advanced Cancer Patients With Delirium. Journal of Pain and Symptom Management, 2022, 64（1）: 28-36.

140. Pralong A, Perrar KM, Kremeike K, et al. Depres-

sion, Anxiety, Delirium And Desire To Die In Palliative Care: Recommendations Of The S3 Guideline On Palliative Care For Patients With Incurable Cancer. Der Nervenarzt, 2020, 91 (5): 391-397.

141. 中华医学会神经病学分会神经心理与行为神经病学学组. 综合医院谵妄诊治中国专家共识（2021）. 中华老年医学杂志, 2021, 40 (10): 1226-1233.

142. Bush SH, Lawlor PG, Ryan K, et al. Delirium In Adult Cancer Patients: ESMO Clinical Practice Guidelines. Annals of Oncology, 2018, 29 (Suppl 4): iv143-iv65.

143. 丁炎明. 伤口护理学. 北京: 人民卫生出版社, 2017.

144. European Oncology Nursing Society. Recommendations For The Care Of Patients With Malignant Fungating Wounds. London: European Oncology Nursing Society, 2015.

145. Sibbald RG, Elliott JA, Persaud-Jaimangal R, et al. Wound Bed Preparation 2021. Advances in Skin and Wound Care. 2021;34 (4): 183-195.

146. 蒋琪霞. 伤口护理实践原则. 北京：人民卫生出版社，2017.

147. 樊代明. 整合肿瘤学临床卷. 北京：科学出版社，2021.

148. 樊代明. 中国肿瘤整合诊治指南. 天津：天津科学技术出版社，2022.

149. 张敏，朱小妹，韦迪，等. 恶性肿瘤伤口病人诊疗过程心理体验及应对方式的现象学研究. 循证护理，2020，6（9）：944-947.

150. 陈思涓，谌永毅，谭慧，等. 恶性肿瘤伤口评估及管理的研究进展. 中国护理管理，2018，18（11）：1558-1561.

151. Panel E，Panel N. Prevention And Treatment Of Pressure Ulcers：Quick Reference Guide. 2009.

152. 郭艳侠，梁珣，朱文，等. 我国住院患者压疮现患率及医院获得性压疮现患率的Meta分析. 中国护理管理，2018，18（07）：907-914.

153. 贺娅楠，王晨霞，杨秋霞，等. 肿瘤患者压力性损伤患病率的系统评价. 现代临床护理，2021，20（01）：64-71.

154. Ferris A，Price A，Harding K. Pressure Ulcers In Patients Receiving Palliative Care：a Systematic Review. Palliative Medicine，2019，33（7）：770-782.

155. 马玉芬，成守珍，刘义兰，等.卧床患者常见并发症护理专家共识.中国护理管理，2018，18（06）：740-747.

156. 丁炎明.伤口护理学.北京：人民卫生出版社，2017.

157. 赵琦，徐雲，蒋红，等.医疗器械相关压力性损伤预防和管理的最佳证据总结.护理学杂志，2019，34（13）：8-11.

158. 周思君，谌永毅，许湘华，等.生命末期患者压力性损伤管理的研究进展.护理学杂志，2021，36（06）：105-108.

159. 廖志军，徐菊娣，黄燕，等.心理干预在肿瘤终末期患者中的康复作用.中国医师杂志，2021，23（04）：598-600.

160. Pitman A，Suleman S，Hyde N，et al. Depression And Anxiety In Patients With Cancer. BMJ（Clinical research ed.），2018，361：k1415.

161. 张颖兰，茹玉.心理危机干预对宫颈癌手术患者心理危机水平及自我效能的影响.中国实用护理杂志，2019（16）：1233-1237.

162. 高申春.危机干预策略.北京：高等教育出版社，2009.

163. 周依，胡德英，滕芬，等.综合医院住院患者自杀预防的最佳证据总结.护理学杂志，2019，34（04）：54-57.

164. 王舒杰，丁小萍，胡德英，等.生命关怀视角下我国综合医院住院病人自杀三级预防模式构建的研究.护理研究，2017，31（02）：142-145.

165. 胡德英，熊宇，丁小萍，等.自杀风险管理方案在综合医院住院患者中的应用.中华护理杂志，2018，53（08）：971-974.

166. BMJ Best Practice. BMJ Best PracticeBack ButtonFilter Button. [2022-9-21].

167. 魏广东.沙盘游戏疗法：游戏中的心灵疗愈.北京：中国石化出版社，2015.

168. Judy DZ. The Black Madonna.Japanese Sandplay Therapy，2016，25（2）：145-156.

169.Tornero M D A，Capella C. Change During Psychotherapy Through Sand Play Tray In Children That Have Been Sexually Abused. Frontiers in Psychology，2017，8：617.

170.Steinhardt，Lenore F. Casling An Invisible Net Into An Invisible Unconscious Ocean，Catching a Reflection Of The Psyche On An Invisible Map. Japanese Sandplay Therapy，2016，25（2）：179–190.

171.张丽娟，王子迎，万宏伟，等.沙盘游戏疗法在肿瘤放疗患者中的应用.中华现代护理杂志，2021，27（10）：1375–1378.

172.温丽娟.沙盘游戏治疗法在心理疾病治疗中的研究进展.心理月刊，2020，15（08）：236–238.

173.徐云，王玉娜，徐广剑.团体沙盘游戏对胃癌化疗患者情绪状态与应对方式的应用效果.中国实用护理杂志，2021，37（09）：661–666.

174.李佳楠，肖丽平.沙盘游戏疗法对临终肿瘤患者癌因性疲乏的干预效果.卫生职业教育，2018，36（02）：125–126.

175.Brooks H L，Rushton K，Lovell K，et al. The Power

Of Support From Companion Animals For People Living With Mental Health Problems: a Systematic Review And Narrative Synthesis Of The Evidence. BMC Psychiatry, 2018, 18 (1): 1-12.

176. Downey CL, Tahir W, Randell R, et al. Strengths And Limitations Of Early Warning Scores: a Systematic Review And Narrative Synthesis. International Journal of Nursing Studies, 2017, 76: 106-119.

177. Artioli G, Foà C, Cosentino C, et al. "Could I Return To My Life?" Integrated Narrative Nursing Model In Education (INNE) . Acta Bio Medica: Atenei Parmensis, 2018, 89 (4-S): 5-17.

178. Roikjær SG, Missel M, Bergenholtz HM, et al. The Use Of Personal Narratives In Hospital -Based Palliative Care Interventions: An Integrative Literature Review. Palliative Medicine, 2019, 33 (10): 1255-1271.

179. Grech P, Grech R. A Comparison Of Narrative Exposure Therapy And Non-Trauma-Focused Treatment In Post-Traumatic Stress Disorder: A Systematic Review

And Meta-Analysis. Issues in Mental Health Nursing, 2020, 41 (2): 91-101.

180. Bichescu D, Neuner F, Schauer M, et al. Narrative Exposure Therapy For Political Imprisonment-Related Chronic Posttraumatic Stress Disorder And Depression. Behaviour Research and Therapy, 2007, 45 (9): 2212-2220.

181. Ertl V, Pfeiffer A, Schauer E, et al. Community-Implemented Trauma Therapy For Former Child Soldiers In Northern Uganda: a Randomized Controlled Trial. Jama, 2011, 306 (5): 503-512.

182. Lloyd-Williams M, Cobb M, O'Connor C, et al. A Pilot Randomised Controlled Trial To Reduce Suffering And Emotional Distress In Patients With Advanced Cancer. Journal of Affective Disorders, 2013, 148 (1): 141-145.

183. Hayes S C, Luoma J B, Bond F W, et al. Acceptance And Commitment Therapy: Model, Processes And Outcomes. Behaviour Research And Therapy, 2006, 44 (1): 1-25.

184. Hayes S C, Hofmann S G. The Third Wave Of Cognitive Behavioral Therapy And The Rise Of Process-Based Care. World Psychiatry, 2017, 16 (3): 245.

185. Zhang C, Leeming E, Smith P, et al. Acceptance And Commitment Therapy For Health Behavior Change: a Contextually-Driven Approach. Frontiers in Psychology, 2018: 2350.

186. Vowles K E, Pielech M, Edwards K A, et al. A Comparative Meta-Analysis Of Unidisciplinary Psychology And Interdisciplinary Treatment Outcomes Following Acceptance And Commitment Therapy For Adults With Chronic Pain. Journal of Pain, 2020, 21 (5-6): 529-545.

187. Mathew A, Doorenbos A Z, Jang M K, et al. Acceptance And Commitment Therapy In Adult Cancer Survivors: a Systematic Review And Conceptual Model. Journal of Cancer Survivorship, 2021, 15 (3): 427-451.

188. Mosher C E, Krueger E, Secinti E, et al. Symptom Experiences In Advanced Cancer: Relationships To

Acceptance And Commitment Therapy Constructs. Psycho-Oncology, 2021, 30 (9): 1485-1491.

189.曾祥龙，刘翔平，于是.接纳与承诺疗法的理论背景、实证研究与未来发展.心理科学进展，2011，19 (07): 1020-1026.

190.黄润勤，李永红，詹永佳，等.基于"5W1H"模式探讨我国癌症病人死亡教育现状.全科护理，2021，19 (35): 4926-4930.

191.张青青，王文超，顾莺.成人安宁疗护相关临床实践指南的内容分析.护理学杂志，2022，37 (09): 99-102.

192.Kang K, Han S, Lim Y, et al. Meaning-Centered Interventions For Patients With Advanced Or Terminal Cancer: a Meta-Analysis. Cancer Nursing, 2019, 42 (4): 332-340.

193.Martínez M, Arantzamendi M, Belar A, et al. 'Dignity Therapy', a Promising Intervention In Palliative Care: A Comprehensive Systematic Literature Review. Palliative Medicine, 2017, 31 (6): 492-509.

194.Lambiris N. Registered Nurses'Association Of Ontario

Palliative Approach To Care In The Last 12 Months Of Life 2020. 2020.

195. 郦杭婷，张峻，王芸，等. 死亡教育对我国癌症患者焦虑抑郁及生存质量影响的系统评价. 护士进修杂志，2020，35（15）：1386-1392.

196. Namkung J，Park J H，Byun J H，et al. Elevated Aspartate Aminotransferase And Alanine Aminotransferase In The Torsion Of Ovarian Mature Cystic Teratoma：Normalised After Operation For Torsion. Journal of Obstetrics and Gynaecology，2021，41（4）：612-615.

197. Saida T，Mori K，Masumoto T，et al. Ovarian And Non-Ovarian Teratomas： a Wide Spectrum Of Features. Japanese Journal of Radiology，2021，39（2）：143-158.

198. 华美锦. 安宁疗护在癌症临终期患者中的应用. 护理实践与研究，2018，15（13）：110-112.

199. 高峰. 癌症病人的心理干预. 护理研究（下旬版），2005（15）：1370-1371.

200. 顾笑晓. 从照顾到陪伴：家属对末期病患的临终照顾研究. 华东理工大学，2015.

201. 林依晖. 萨提亚家庭治疗模式下临终关怀实务研究. 湖北师范大学, 2022.

202. 马群立, 石俊. 晚期肿瘤病人的心理问题分析及护理. 医学信息（上旬刊）, 2011, 24（04）: 2049-2050.

203. 张爱军, 王治国, 王雪敬, 等. "医务社工+志愿者"在安宁疗护患者陪伴服务中的实践. 中国社会工作, 2019（12）: 45-48.

204. 李兴云. 倾听技巧在中医科老年患者沟通中的应用. 中国老年保健医学, 2013, 11（02）: 112.

205. 曹丽杰. 倾听技巧在老年骨折患者护理中的应用. 中国医药指南, 2015, 13（31）: 275.

206. 朱沂萍. 用倾听法对100例宫颈癌患者负性心理干扰效果分析. 山东医学高等专科学校学报, 2014, 36（05）: 374-376.

207. 张彩云. 倾听技术在患者自理能力评估中的应用与效果. 基层医学论坛, 2015, 19（09）: 1289-1290.

208. 李芳, 郭莉萍, Ulla Cornor, 等. 倾听患者的声音: 中国2型糖尿病患者疾病管理访谈分析. 中国医学伦理学, 2019, 32（12）: 1553-1561.

209. Fiona M，陈博. 精神医疗中的预先指示：倾听精神障碍患者的声音. 残障权利研究，2016，3（02）：107-132+202-203.

210. Morris N. It's Time To Rebuild Trust In Our Cancer Care Services After Backlogs Due To Covid-19，People With Cancer Need To Know We Are Ready To Advise，Care And Listen To Them. Cancer Nursing Practice，2021，20（1）：13.

211. Pamela T，Viviana A，Luciana C. The Rehabilitation Setting Of Terminal Cancer Patients：Listening，Communication，And Trust. Journal of Clinical Research & Bioethics，2014，5（2）.

212. Hudson P，Quinn K，O'Hanlon B，et al. Family Meetings In Palliative Care：Multidisciplinary Clinical Practice Guidelines. BMC Palliative Care，2008，7：12.

213. Hagiwara Y，Healy J，Lee S，et al. Development And Validation Of a Family Meeting Assessment Tool（Fmat）. Journal of Pain and Symptom Management，2018，55（1）：89-93.

214. 张雪梅，胡秀英. 我国安宁疗护的发展现状、存在

的问题及发展前景.中华现代护理杂志，2016，22
（34）：4885-4888.

215.王蒙蒙.临终病人与家属关于临终问题的家庭互动
支持方案研究.首都医科大学，2021.

216.王蒙蒙，徐天梦，赵咪，等.安宁疗护家庭会议临
床实践的系统综述.中国社会医学杂志，2021，38
（02）：227-232.

217.Cahill PJ，Sanderson CR，Lobb EA，et al. The Voice
Study：Valuing Opinions，Individual Communication
And Experience：Building The Evidence Base For Un-
dertaking Patient-Centred Family Meetings In Pallia-
tive Care-a Mixed Methods Study. Pilot and Feasibility
Studies，2018，4：51.

218.Meeker MA，Waldrop DP，Seo JY. Examining Family
Meetings At End Of Life：The Model Of Practice In a
Hospice Inpatient Unit. Palliative &Supportive Care，
2015，13（5）：1283-1291.

219.秦苑，白露.安宁缓和医疗中的心理及社会评估.中
国临床保健杂志，2021，24（01）：14-16.

220.秦苑，高一虹.安宁疗护家庭会议：言语行为分布

与医生身份认同.外语研究，2021，38（04）：38-45.

221.Sanderson CR，Cahill PJ，Phillips JL，et al. Patient-Centered Family Meetings In Palliative Care：a Quality Improvement Project To Explore a New Model Of Family Meetings With Patients And Families At The End Of Life. Annals of Palliative Medicine，2017，6（Suppl 2）：S195-S205.

222.Machare DE，Callahan A，Paganelli G，et al. Multidisciplinary Family Meetings In The Icu Facilitate End-Of-Life Decision Making. The American Journal of Hospice & Palliative Care，2009，26（4）：295-302.

223.Hannon B，O'Reilly V，Bennett K，et al. Meeting The Family：Measuring Effectiveness Of Family Meetings In a Specialist Inpatient Palliative Care Unit. Palliative & Supportive Care，2012，10（1）：43-49.

224.秦苑，高一虹.我国情境中的安宁疗护家庭会议——结构、挑战与策略.中国外语，2021，18（04）：54-61.

225.林海玉，黄乐听，石杨茹，等.人生回顾干预对肿瘤终末期患者心理状况的应用研究. 中华全科学，2016，14（5）：814-816.

226. 周婧，胡毛姐. 生命回顾在终末期肿瘤患者死亡教育中的应用研究. 医药高职教育与现代护理，2021，4（2）：117-120.

227. Xiao H，Kwong E，Pang S，et al. Effect Of a Life Review Program For Chinese Patients With Advanced Cancer：a Randomized Controlled Trial. Cancer Nursing，2013，36（4）：274-283.

228. Ando M，Morita T，Akechi T，et al. Efficacy Of Short-Term Life-Review Interviews On The Spiritual Well-Being Of Terminally Ill Cancer Patients. Journal of Pain and Symptom Management，2010，39（6）：993-1002.

229. Huang MH，Wang RH，Wang HH. Effect Of Life Review On Quality Of Life In Terminal Patients：A Systematic Review And Meta-Analysis. Journal of Nursing Research，2020，28（2）：e83.

230. Wang CW，Chow AY，Chan CL. The Effects Of Life Review Interventions On Spiritual Well-Being, Psy-

chological Distress，And Quality Of Life In Patients With Terminal Or Advanced Cancer：A Systematic Review And Meta-Analysis Of Randomized Controlled Trials. Palliative Medicine，2017，31（10）：883-894.

231.Kleijn G，Lissenberg-Witte BI，Bohlmeijer ET，et al. A Randomized Controlled Trial On The Efficacy Of Life Review Therapy Targeting Incurably Ill Cancer Patients：Do Their Informal Caregivers Benefit? Supportive Care in Cancer，2021，29（3）：1257-1264.

232.楚薛枫，李君，冯惠芳，等.终末期卵巢癌的心理特点及人生回顾干预的效果.中国健康心理学杂志，2021，29（9）：1315-1319.

233. Ando M，Morita T，Okamoto T，et al. One-Week Short-Term Life Review Interview Can Improve Spiritual Well-Being Of Terminally Ill Cancer Patients. Psychooncology，2008，17（9）：885-890.

234. Chochinov HM，Hack T，Hassard T，et al. Dignity Therapy：a Novel Psychotherapeutic Intervention For Patients Near The End Of Life. Journal of Clinical Oncology，2005，23（24）：5520-5525.

235. 刘巍，郭巧红，译. 尊严疗法：临终寄语. 天津：天津科技翻译出版社，2018.

236. 郭巧红. 尊严疗法在安宁疗护实践中的应用. 中国护理管理，2018，18（3）：316-319.

237. Xiao J，Chow KM，Liu Y，et al. Effects Of Dignity Therapy On Dignity，Psychological Well-Being，And Quality Of Life Among Palliative Care Cancer Patients：A Systematic Review And Meta-Analysis. Psychooncology，2019，28（9）：1791-1802.

238. Zheng R，Guo Q，Chen Z，et al. Dignity Therapy，Psycho-Spiritual Well-Being And Quality Of Life In The Terminally Ill：Systematic Review And Meta-Analysis. BMJ Supportive & Palliative Care，2021，bmjspcare-2021-003180.

239. Zhang Y，Li J，Hu X. The Effectiveness Of Dignity Therapy On Hope，Quality Of Life，Anxiety，And Depression In Cancer Patients：A Meta-Analysis Of Randomized Controlled Trials. International Journal of Nursing Studies，2022，132：104273.

240. Wang C，Chen j，Wang Y，et al. Effects Of Family

Participatory Dignity Therapy On The Psychological Well-Being And Family Function Of Patients With Haematologic Malignancies And Their Family Caregivers: A Randomised Controlled Trial. International Journal of Nursing Studies, 2021, 118: 103922.

241.Xiao J, Chow KM, Choi KC, et al. Effects Of Family-Oriented Dignity Therapy On Dignity, Depression And Spiritual Well-Being Of Patients With Lung Cancer Undergoing Chemotherapy: A Randomised Controlled Trial. International Journal of Nursing Studies, 2022, 129: 104217.

242.Bereavement and grief in adults Management.[2022-09-26].

243.Kustanti CY, Fang HF, Linda Kang X, et al. The Effectiveness Of Bereavement Support For Adult Family Caregivers In Palliative Care: A Meta-Analysis Of Randomized Controlled Trials. Journal of Nursing Scholarship, 2021, 53 (2): 208-217.

244.Palliative-Care-Tools_Technical-Brief. [2022-09-27].

245.Palliative Care In The Global Setting: ASCO Resource-

Stratified Practice Guid−Eline. [2022−09−28].

246. NCHPC−NCPGuidelines_4thED_web_FINAL. [2022−09−28].

247. Care Of The Adult Cancer Patient At The End Of Life ESMO Clinical Practice. [2022−09−29].

248. Rgistered Nurses Association Of Ontario. End−Of−Life Care During The Last Days And Hours. [2022−09−28].

249. 刘义兰，杨和平，许娟.关怀性护理技术.武汉：湖北科学技术出版社，2018：42-43.

250. Lynn J. Measuring Quality Of Care At The End Of Life：a Statement Of Principles. Journal of the American Geriatrics Society，1997，45（4）：526-527.

251. Carey EC，Sadighian MJ，Sudore R. Cultural Aspects Of Palliative Care. [2022−09−20].

252. 张秀华，张翠红，李怡玮，等.晚期肿瘤患者三级联动安宁疗护模式的构建与应用.中华护理杂志，2022，57（14）：1676-1682.

253. Harman SM，Bailey FA，Walling AM. Palliative Care：The Last Hours And Days Of Life. [2022−09−30].